アレルギー疾患の一つ

食物アレルギー(小児)——— 特に、食べられるようにする治療を中心に
気管支喘息(成人)——— 特に、吸入療法を中心に

平成29年度 医療法人 瀧田医院公開勉強会より

あいち小児保健医療総合センター 副センター長
伊藤 浩明 Komei Ito

藤田保健衛生大学 医学部呼吸器内科学Ⅱ講座 教授
堀口 高彦 Takahiko Horiguchi

■ 編集
瀧田 資也　瀧田 恭代　瀧田 好一郎

まえがき

　現在、アレルギー疾患に罹患している方々が多くおられます。

　そこでアレルギー疾患について、あいち小児保健医療総合センター副センター長伊藤浩明先生に「食物アレルギー　特に、食べられるようにする治療を中心に」、そして藤田保健衛生大学医学部呼吸器内科学Ⅱ講座教授堀口高彦先生に「気管支喘息　特に、吸入療法を中心に」の講演をお願いいたしました。

　この度、それらの講演の講演録を発刊する運びとなりました。

　この講演録が、「食物アレルギー」そして『気管支喘息』の治療に何がしかの拠りどころとなれば幸いです。

　　　　　　　　　　医療法人瀧田医院　　瀧田 資也　瀧田 恭代　瀧田 好一郎

※本書は、医療法人瀧田医院が平成29年11月19日と平成30年3月18日に開催した公開勉強会の内容を抜粋し、まとめたものです。

目次

講演 ………… 5

食物アレルギー（小児）——特に、食べられるようにする治療を中心に
あいち小児保健医療総合センター 副センター長 **伊藤 浩明**

パネルディスカッションとQ&A ………… 29

患者・医師・保健師・管理栄養士
保育士・養護教諭の立場で

講演 ………… 39

気管支喘息（成人）——特に、吸入療法を中心に
藤田保健衛生大学 医学部呼吸器内科学Ⅱ講座 教授 **堀口 高彦**

パネルディスカッションとQ&A ………… 57

患者・医師・看護師・薬剤師の立場で

伊藤浩明 先生 略歴

Komei Ito

1986(昭和61)年	3月	名古屋大学医学部医学科卒業
	5月	南生協病院研修医
1987(昭和62)年	4月	同病院小児科
1989(平成 1)年	4月	名古屋大学医学部小児科学(現小児科学/成長発達医学)
	10月	社会保険中京病院小児科
1990(平成 2)年	4月	名古屋大学大学院医学研究科内科系小児科学
1994(平成 6)年	4月	常滑市民病院小児科
1996(平成 8)年	5月	テキサス大学ガルベストン校小児病院
1998(平成10)年	10月	国家公務員共済組合連合会東海病院小児科
1999(平成11)年	10月	国立名古屋病院(現国立病院機構名古屋医療センター)小児科
2001(平成13)年	10月	あいち小児保健医療総合センターアレルギー科医長
2015(平成27)年	4月	同センター総合診療科部長兼副センター長

認定NPO法人アレルギー支援ネットワーク副理事長、日本小児科学会代議員、日本アレルギー学会代議員、学術大会委員、日本小児アレルギー学会評議員、食物アレルギー委員、災害対策委員、日本小児臨床アレルギー学会－理事・制度委員・教育研修委員、日本子ども健康科学会理事など

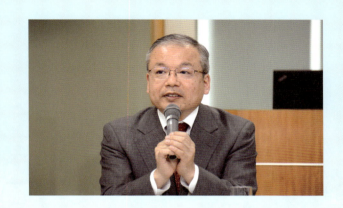

アレルギー疾患の一つ
食物アレルギー（小児）—特に、食べられるようにする治療を中心に

あいち小児保健医療総合センター 副センター長
伊藤 浩明

平成 30 年 3 月 18 日開催の公開勉強会より

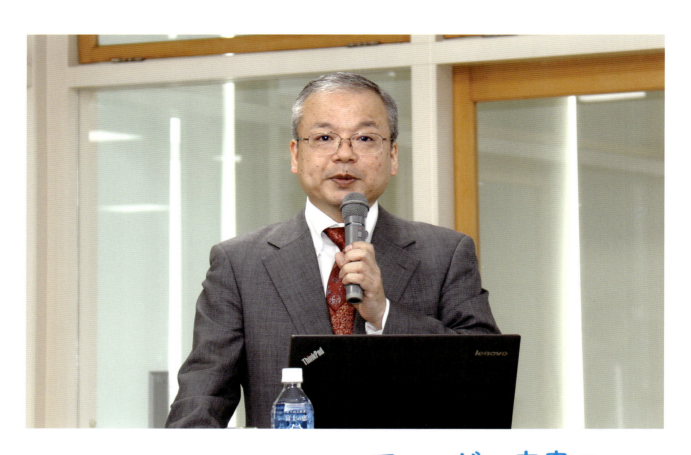

アレルギー疾患の一つ
食物アレルギー（小児）──特に、食べられるようにする治療を中心に

あいち小児保健医療総合センター 副センター長

伊藤 浩明

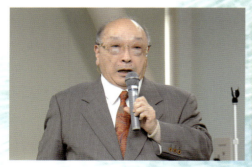

開会挨拶：瀧田 資也

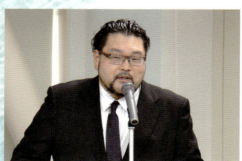

司会：瀧田 好一郎

はじめに

　本日は、子どものアレルギー疾患、特に社会的問題になっている食物アレルギーについてお話いたします。あいち小児保健医療総合センターは病院らしくない病院をコンセプトにしており、プロジェクションマッピングを備え、子どもが馴染む絵を壁に掛け、プレールームと手術を受ける子どもに手術の説明をする部屋を設置しと、療養環境をとても大事にしているセンターです。
（図表1～3）

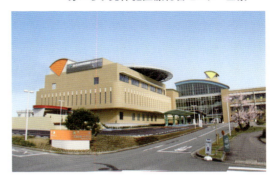

図表1　あいち小児保健医療総合センター全景

2016年2月1日　救急棟オープン

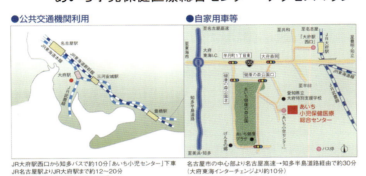

図表2　あいち小児保健医療総合センター　アクセスマップ

●公共交通機関利用　●自家用車等

JR大府駅西口から知多バスで約10分「あいち小児センター」下車
JR名古屋駅よりJR大府駅まで約12～20分
JR岡崎駅よりJR大府駅まで15～20分

名古屋市の中心部より名古屋高速→知多半島道路経由で約30分
（大府東海インターチェンジより約10分）

休診日　日曜日・月曜日・祝日・年末年始
　　　　土曜日は祝日でも診療。月曜祝日の場合は翌火曜日が休診

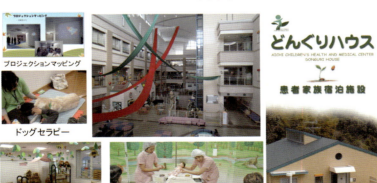

図表3　こどもの療養環境

プロジェクションマッピング
ドッグセラピー
わくわくルーム（保育士6人）
オペラちゃんツアー
どんぐりハウス　患者家族宿泊施設

図表4

ヨーグルトを食べて蕁麻疹

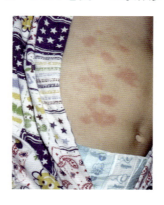

図表5

即時型アレルギー反応の仕組み

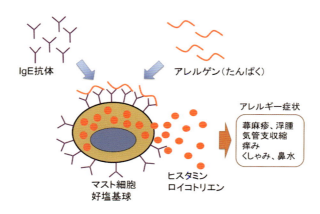

食物アレルギーとは、こんな病気です

9か月の赤ちゃんで、ヨーグルトを一口食べさせたら10分後に赤くなり、盛り上がって、かゆがる典型的な蕁麻疹（じんましん）が出たという時の皮膚の写真です。後で牛乳アレルギーということが分かりました。（図表4）

即時型アレルギー反応の仕組みです。

アレルゲンとは、アレルギー反応を起こす原因物質のことで、アレルゲンに対して体の中でIgE抗体という抗体ができ、そのIgE抗体がアレルゲンと反応し合って体の中のマスト細胞や好塩基球からヒスタミンやロイコトリエンを放出させ、蕁麻疹などのアレルギー症状を引き起こします。（図表5）

つまり、アレルギーは抗原抗体反応を通して体に害を及ぼします。

一方、ワクチンは抗原抗体反応を通して体を守ります。

なお、食物アレルギーは即時型アレルギーです。

2011（平成23）年、食物アレルギーの頻度を全国調査した結果です。

1番が卵、2番が牛乳、3番が小麦です。4番がピーナツで最近増えております。果物アレルギーも次第に増えてきて、5番です。（図表6）

卵、牛乳、小麦のアレルギーは殆ど乳児期から始ま

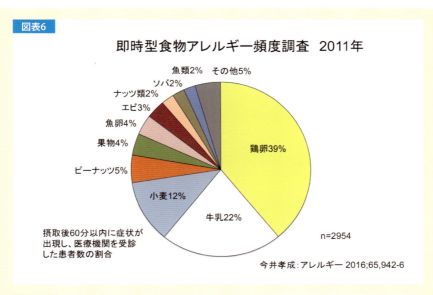

ります。

ピーナツのアレルギーが起こってくる年齢は1、2歳で、生まれて初めてピーナツを食べた時に、いきなり症状に見舞われてしまいます。

果物のアレルギーは保育園や幼稚園に行く頃に出てきます。

甲殻類の海老や蟹は小学生になって初めてアレルギー症状を引き起こすことが多いです。

このように、どの種類の食物が、何歳頃に新たにアレルギーを発症しやすいかということは決まっております。（図表7）

何時頃から治っていくかと言うと、卵・牛乳・小麦のアレルギーは小学校に入学するまでには約90％は治っていきます。しかし、特に重症の子どもは小学校に入学してもなかなか治っていきません。

2009（平成21）年、保育園に食物アレルギーの子どもがどの位在籍しているかということを全国調査した結果です。953施設、10万5千853人の子どもを対象に調査されました。

青いバーはその有病率です。赤いバーは2014（平成26）年に愛知県と富山県で行われた615施設、5万630人の有病率です。殆ど同じ結果です。

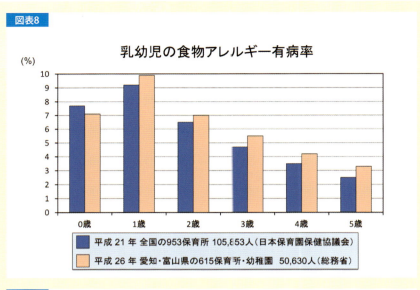

図表8 乳幼児の食物アレルギー有病率

図表9 愛知県の公立学校における食物アレルギー対応

	学校数	児童生徒数	食物アレルギー	給食対応	指導表	エピペン所持
小学校	969	411,809	23,224 (5.6%)	9,447 (2.3%)	6,443 (68.1%)	1,442 (0.4%)
中学校	416	202,901	11,803 (5.8%)	2,064 (1.0%)	1,142 (55.3%)	206 (0.1%)

愛知県教育委員会2016年度資料

　0歳から1歳の赤ちゃんは、何と、9%から10%、つまり10人に1人の赤ちゃんが食物アレルギーであるということです。しかし2歳、3歳、4歳と年齢が増すに連れて約30%ずつ減ってきます。なお検査をしたら陽性だったので食物アレルギーかも知れないから念のために食べさせなかったが、実際に食べさせてみたら平気であったということで、減ってきている可能性はあります。5歳になると約2%が食物アレルギーです。（図表8）

　小学校に入学したらどうであるかという、愛知県教育委員会のデータです。

　愛知県内には約1千の小学校があり、生徒は約41万人おります。その中で、少なくとも保護者が学校に食物アレルギーがあると申告をしている生徒数は5.6%、つまり20人に1人です。その内、学校給食で対応しなくてはならない生徒は約半分です。重症の食物アレルギーでアナフィラキシーを起こすかも知れないためにエピペンを持っている生徒は1,440人、つまり0.4%です。一つの小学校でエピペンを持っている生徒が6〜7人在籍していることはもう珍しくはないということです。（図表9）

　食物アレルギーの症状です。

　発生臓器は皮膚、粘膜、呼吸器、消化器、神経、循環器です。この中で、最も頻度が高いのは皮膚症状です。

図表10

食物アレルギーの症状

臓器	症状
皮膚	紅斑、蕁麻疹、血管性浮腫、瘙痒、灼熱感、湿疹
粘膜	結膜充血・浮腫、瘙痒感、流涙、眼瞼浮腫、鼻汁、鼻閉、くしゃみ、口腔・咽頭・口唇・舌の違和感・腫脹
呼吸器	喉頭違和感・瘙痒感・絞扼感、嗄声、嚥下困難、咳嗽、喘鳴、陥没呼吸、胸部圧迫感、呼吸困難、チアノーゼ
消化器	悪心、嘔吐、腹痛、下痢、血便
神経	頭痛、活気の低下、不穏、意識障害、失禁
循環器	血圧低下、頻脈、徐脈、不整脈、四肢冷感、蒼白(末梢循環不全)

食物アレルギー診療ガイドライン2016

図表11

アレルギーを起こす閾値

最も重症な食物アレルギーの場合
食物に含まれるアレルゲンたんぱく質量として

数マイクログラム/g(ml)
100万分の1グラム

牛乳は
たんぱく質含有量3.3%
↓
牛乳1mlあたり33mgの
たんぱく質を含む

牛乳たんぱく質 10 μg/mlとは、、、
コップ1杯(150ml)の水に、牛乳1滴(0.05ml)

・生産・輸送ラインでのコンタミネーション
・食器・調理器具からのコンタミネーション
・同じ調理場所でのコンタミネーション
・調理中の湯気, 煙, 粉塵の吸入

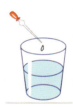

呼吸器症状には、喉が腫れて起きる症状と気管支が収縮して起きる気管支喘息症状の両者がありますが、共に危険性があるので、できるだけ早く緊急対応をする必要があります。(図表10)

アレルギーを起こす人が、どれ位の量の食物を食べたら症状が起きるかという閾値は大いに個人差があります。最も重い人の閾値は『数マイクログラム/g (ml)』です。なお1マイクログラムとは1/100万グラムです。この閾値がアレルゲンの食品表示の基準になっております。皆さんが購入するいろいろな食物には必ず栄養表示が示されています。例えば牛乳の栄養表示を見ますと、たんぱく質3.3%と記載されております。このことは、たんぱく質が1cc当たり33mg入っているということです。1個のコップに150ccの水を注いで、そこに0.05ccの牛乳を垂らすと10μg／mlの濃度になります。なお、0.05ccは1滴に相当します。それを一口飲むと、重症の牛乳アレルギーの人であったら何らかの症状が出るということです。そうすると、牛乳が注がれていたコップを水道水で2、3回ざっと流して、もう一度同じように飲むと症状が起きる可能性があります。しかし洗剤とスポンジを使って洗えば症状は起きません。(図表11)

アナフィラキシーというレベルの皮膚症状では、小さな蕁麻疹ではなくて、かなり広い面積にわたって真っ赤になる特徴があります。（図表12）

このような皮膚の状態の時は、何か息苦しそうにしている、声がかすれている、吐きそうであったり、吐いてぐったりしているような症状が必ず合併しております。このような時は「救急車を呼んで病院に行って下さい」ということになります。

アナフィラキシーを起こすような人には、このようなことが日常の食事の中で突然予期せず起きる可能性があるので、ただ原因の食物を口にしなければ良いということではなく、日常の食事の中で原因の食物が入っていないことを常に意識しなくてはなりません。

2012（平成24）年、東京の“ある”小学校の給食で、チーズの入った食餌を牛乳アレルギーの生徒に間違えて与えてしまい、亡くなってしまったという事例がありました。

この学校では、牛乳アレルギーの生徒には“牛乳の入っていない”給食を提供するということはきちんと行われておりました。実際、当該の生徒は提供された“牛乳の入っていない”給食を食べておりました。しかし、たまたまアレルギー食ではない普通の給食にチーズが入っているチヂミが少し残っていたので、先生が「お代わりが欲しい人」と呼び掛けたところ、その生徒が「お代わりが欲しい」と手を挙げて食べてしまったということです。なお当日の献立表に、母親が「今日は、お代わりは駄目」とチェックしていなかったので、その生徒は普通の給食にも自分が最初に食べた給食と同様に牛乳は入っていないと思って手を挙げたということです。

この事例がきっかけとなってアレルギー疾患の管理が大切であることが認識され、2014（平成26）年、「アレルギー疾患対策基本法」が打ち出されました。そして、この法律に基づいて、来年度（2018年度）より地域ぐるみのアレルギー疾患対策が始まります。今、愛知県も率先して、それに向かって準備を進めております。

アレルギー症状に使う薬です。

皮膚症状のみであれば抗ヒスタミン薬を使います。気管支喘息の時には喘息発作を抑える薬を使います。（図表13）

図表12

アナフィラキシー時の皮膚症状

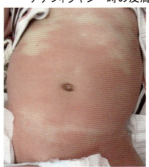

図表13

アレルギー症状に使うくすり

- 皮膚・粘膜症状→ 抗ヒスタミン薬（内服、注射）
- 呼吸器症状 → 気管支拡張薬（内服、吸入）
  → アドレナリン（筋注）
- 消化器症状 → アドレナリン（筋注）
  → ステロイド（内服、静注）
  → 補液
- アナフィラキシーショック
  → アドレナリン（筋注）
  → 補液
  → ステロイド（静注）

家庭・学校でも対応可能な範囲
エピペン

抗ヒスタミン薬

ザジテン	セルテクト
ニポラジン	アタラックス
アレジオン	エバステル
ジルテック	クラリチン
アレグラ	タリオン
ザイザル	アレロック

気管支拡張薬

吸入薬	内服薬
メプチン	メプチン
ベネトリン	ホクナリン
サルタノール	アトック
	スピロペント

ステロイド

プレドニン	リンデロン
デカドロン	セレスタミン

図表14

アドレナリン自己
注射薬（エピペン®）

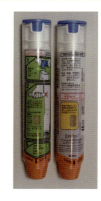

アドレナリンとは、人の体内で作られる
交感神経刺激ホルモンです

1回の使用で注射される
アドレナリンの量が異なります

1本のエピペンで注射できる
のは、1回だけです

保険適応で処方できます

処方を受けた本人だけに注射する
ことができます

使用期限は、処方から約1年です

アナフィラキシーの時には交感神経刺激ホルモンであるアドレナリンを使います。

先ほどお話したエピペンはアドレナリンが入っている注射です。（図表14）

エピペンはアナフィラキシーが起きた時に注射します。注射すると1、2分で効果が出てきますが、間もなく体の中で分解されて10から20分で効果が切れてきて、又、症状が出ることがあるので、注射を打った後に症状が出なくなっても病院に行ったほうが安心です。（図表15）

日本小児アレルギー学会は、エピペンはどの程度の症状の時に使用するかという13項目を発表しております。どこの学校の安全管理マニュアルにも、それが記されているはずです。（図表16）

エピペンを注射する際はエピペンのキャップを外して、ズボンを脱がずに大腿部にぐっと押し付けます。これだけのことですが、いざという時には焦ってしまって上手くできないことがあるので、本人のみならず、保護者、保育園・幼稚園と小・中学校の先生は普段から学習し、練習しておくことが大切です。（図表17）

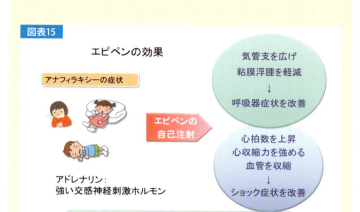

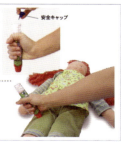

食物アレルギーになりやすい要因と予防法

日本小児アレルギー学会は『食物アレルギー診療ガイドライン2016』を作成しました。そして「食物アレルギーになりやすい要因にはこのようなものがあります」という模式図を作りました。

食物アレルギーになりやすい要因として、第一に家族歴で親にアレルギー疾患があればなりやすい。第二にアトピー性皮膚炎があればなりやすい。というのは、アトピー性皮膚炎の乳児は皮膚のバリアーが弱くなっていて、環境中のアレルゲンが皮膚から入りやすいのです。第三に秋から冬生まれはなりやすいということです。（図表18）

名古屋大学小児科関連病院で1,197人を対象に誕生月による発生頻度を調査したところ、4～6月生まれは60～80人、10～12月生まれはその倍の約120人でした。世界中、同じようなデータです。（図表19）

はっきりしている要因は日光照射量です。

日光浴をするとビタミンDが多くでき、制御性T細胞の力を発達させ、過剰なアレルギー反応が起こりにくいのです。

生後1～3か月の時期にアレルギーになるかが決まってしまいます。したがって、その時期に比較的日光に多く当たる機会があった乳児はアレルギー疾患になりにくいということです。なお紫外線による発がん性の問題で母子手帳の中から「赤ちゃんに日光浴をさせましょう」という言葉がなくなりました。結果、「日光に当ててはいけない」と思ってしまう保護者が増えました。しかし、程度問題です。（図表20）

どの位日光に当たったら十分量のビタミンDができるかということを調査した結果、12月の時期の札幌では、非常に長時間日光に当たっても1日の必要なビタミンDは作れないということが分かりました。したがって、冬の時期の乳児にはビタミンDをサプリメントとして投与する試みが、今後検討されることでしょう。（図表21）

日本小児アレルギー学会は、2017（平成29）年、『鶏卵アレルギー発症予防に関する提言』を発表しております。

二つあり、一つはアトピー性皮膚炎の乳児は生後6か月までにしっかり治療することです。治療には一般に副腎皮質ステロイドホルモンの塗り薬が使われます。乳児に使って良いのかという不安が多くありますが、きちんと使えば問題はありません。（図表22）

もう一つは離乳食を始める時期である生後6か月位から、ごくわずかな量の、加熱をした卵を食べさせることです。ごくわずかな量というのは約0.2gです。黄身を食べさせるとしたら、約4分の1です。

その裏付けになる研究が成育医療研究センターより発表されております。それは、ごくわずかな量の卵を食べさせた群と食べさせなかった群で、1歳の時に卵アレルギーになったかどうかの差があるのか否かを比較した研究です。（図表23）

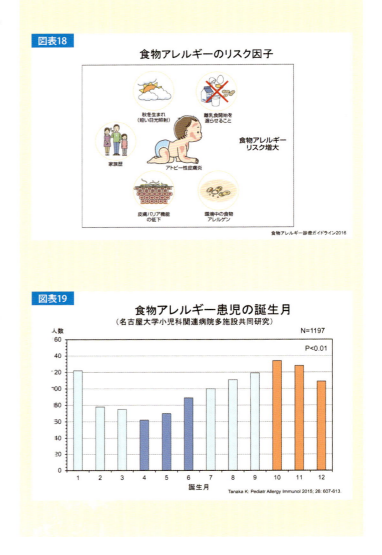

図表20

摂取目標量5.5 μg/日

あんこう肝	55 μg/50g
紅さけ	33 μg/100g
さんま	19 μg/100g
真サバ	11 μg/100g
まいわし	6 μg/60g
乾しいたけ	1.7 μg/10g
まいたけ	0.6 μg/20g

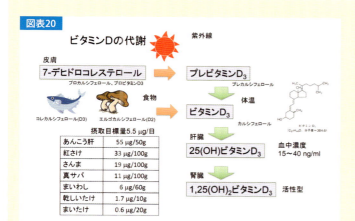

図表21

ビタミンD3 5.5μgを作るのに必要な日光照射時間

曇りの日 （分）

	7月			12月		
時刻	9時	12時	15時	9時	12時	15時
札幌	7.4	4.6	13.3	497.4	76.4	2741.7
筑波	5.9	3.5	10.1	106	22.4	271.3
那覇	8.8	2.9	5.3	78.0	7.5	17.0

顔と両手を露出した日光照射

Miyauchi M: J Nutr Sci Vitaminol 59;257-63, 2013

図表22

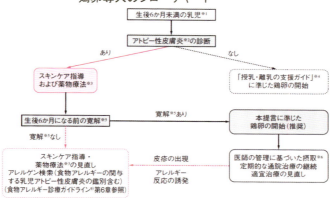

アトピー性皮膚炎と診断された乳児における
鶏卵導入のフローチャート

日本小児アレルギー学会食物アレルギー委員会：鶏卵アレルギー発症予防に関する提言 2017.6

図表23

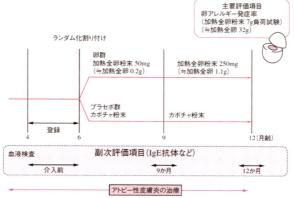

PETITスタディの試験プロトコール

日本小児アレルギー学会食物アレルギー委員会：鶏卵アレルギー発症予防に関する提言 2017.6

結果は、ごくわずかな量の卵を食べた群では生後6か月時点での特異的IgE抗体検査が陰性であった子どもは1人もいなく、検査が陽性であった子どもは7％だったということです。一方、食べさせなかった群では発症した子どもは27％でした。このように、両群には大きな差がありました。但し、既に感作されているかも知れなく、たくさん食べさせてしまうとアレルギー症状を引き起こす可能性があります。したがって、どれくらいの量をどのように食べていったら良いのかということは「食べた時の状態をしっかりと観察しながら、必ず小児科医の指導の下に進めて下さい」ということです。
(図表24)

子どもを食物アレルギーにしない10の秘訣です。

1番目は女の子を産むことです。男の子と女の子の発症率では男の子は女の子より1.5倍高いのです。2番目は5、6月に産むこと。3番目は3人以上産むことです。それは第三子や第四子は神経質に育て過ぎないからかも知れませんが、食物アレルギーが少ないのです。4番目は早産で出生体重が少なくてNICU(Neonatal Intensive Care Unit/新生児集中治療管理室)に入っていたような赤ちゃんのほうが食物アレルギーの発症率は少ないので、早めに小さく産むことです。5番目は禁煙することです。しかし、調査した結果、親が喫煙していても食物アレルギーの発症率には差はありませんでした。ただ、気管支喘息の発症率には大きく影響します。したがって、やはり喫煙は良くありません。6番目は生まれてすぐからスキンケアをすることで、このことが一番大切なことです。7番目は母乳を与えることです。ただ、「ミルクも少しずつ与えていたほうがミルクアレルギーを予防できる可能性がある」という報告もあり、今後の課題です。8番目は先にも申しましたが、生後6か月から卵を少しずつ食べさせることです。9番目は発酵食品を食べることです。このことは腸内細菌叢にも良いことです。10番目は魚と野菜をしっかりと食べることです。

これらの1～4番目はやりたくてもなかなか叶うものではありませんが、5～10番目はやればできることです。そして重ねて行うことにより、食物アレルギーになる子どもが減っていくのではないかと思います。(図表25)

食物アレルギーの診断と「食べられる範囲」

食物アレルギーであるということの根拠の一つは食べたら症状が出ることです。

もう一つは血液検査をしたらIgE抗体が陽性に検出されることです。

したがって食物アレルギーであるという診断にはこれら二つが必要です。どちらかだけでは診断にはなりません。

今、私たちは「食物アレルギーであるという診断に加えて、重症度を診断して、食べることができる量を見つけて、でき得る量まで食べさせましょう」ということを行っております。(図表26)

血液検査で特異的IgE抗体量が分かります。値が多いほど特異的IgE抗体がたくさんあるということです。確かに数字が高いほど食物アレルギー症状を引き起こす子どもの割合は増えます。しかし、非常に数字が高くても食べても平気という子どももおります。

(図表27)

したがって、食べた時の症状を見極めることが大切です。食物アレルギーの診療原則は「正しい診断に基づいた必要最小限の原因食物の除去」といわれます。その意味は、

- **症状が起きる食物だけを除去する。**
- **たくさん食べたら症状が出る食物でも、食べることができる量を見つけて必要最小限の食事制限をする。**

ということです。そのためには栄養士の食事指導が必要です。(図表28)

症状がないのに血液検査をして陽性に出た場合、それまで平気で食べていたのに、急に何となく怖くなって食べることを止めてしまう子どもが時々おりますが、勿体ないことです。

この場合、医師の立場として「食べても良いですよ」と言うには勇気が要りますので、「一応止めておこうか」とか「念のために食べないでおこうか」というような曖昧な言い方をしてしまいます。しかし言ってみれば、「結局、食べてみなければ分からない」ということです。

このような場合、不必要な除去食が生じてしまうことになってしまうので、曖昧な言い方はできるだけ避けねばなりません。(図表29)

図表24
卵の微量早期摂取は、卵アレルギーの発症を予防する

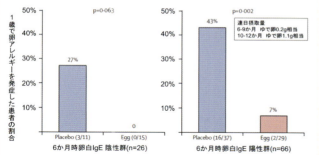

Natsume O: Lancet 2016 Dec 7. pii: S0140-6736(16)31418-0. doi: 10.1016/S0140-6736(16)31418-0.

図表27
特異的IgE抗体検査

結果の見方

クラス	測定値 (UA/ml)	判定
6	100<	最強陽性
5	50-99.9	強陽性
4	17.5-49.9	強陽性
3	3.5-17.4	強陽性
2	0.7-3.4	陽性
1	0.35-0.69	疑陽性
0	<0.34	陰性

結果例

検査項目	クラス (IgE RAST)	測定値 (UA/ml)
ヤケヒョウヒダニ	6	100<
スギ	5	57.5
ランパク	4	23.8
ミルク	0	<0.34
コムギ	3	7.6
ダイズ	2	1.3
タラ	4	47.3
ピーナッツ	2	1.8

図表25
子どもをアレルギーにしない10の秘訣

＜生まれる前に＞
1. 女の子を産みましょう
2. 誕生月は、5月～6月？
3. 3人以上産みましょう
4. 早めに小さく産みましょう
5. たばこはやめましょう

＜生まれてからは＞
6. 生まれてすぐからスキンケア
7. 母乳栄養、ただしミルクも少しずつ
8. 6か月から卵を少々
9. 発酵食品を食べましょう
10. 魚と野菜も食べましょう

図表28
正しい診断にもとづいた必要最小限の原因食物の除去

① 食べると症状が誘発される食物だけを除去する。
"念のため"、"心配だから"といって、必要以上に除去する食物を増やさない。

② 原因食物でも、症状が誘発されない「食べられる範囲」までは食べることができる。
"食べられる範囲"を超えない量までは除去する必要がなく、むしろ積極的に食べることができる。

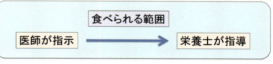

食物アレルギーの栄養指導の手引き2011

図表26
食物アレルギーの診断

- 誘発症状の確認
  - 病歴
  - 食物経口負荷試験
- 特異的IgE抗体の証明
  - 血中抗原特異的IgE抗体
  - 皮膚プリックテスト
  - 好塩基球ヒスタミン遊離試験

食物アレルギーの有無を診断
↓
食物アレルギーの重症度を診断
↓
安全摂取可能量を決定
↓
除去解除に向けた食事指導
経口免疫療法

図表29
不必要な除去食が生じる原因

- 誤った（曖昧な）医師の指示
  - 特異的IgE値が陽性
  - 「一応」「念のため」除去
  - 疑わしい症状の既往が放置されている
- 一般的に「アレルギーが強い」と知られている食品
  - ソバ、ナッツ類、甲殻類、青背魚、キウイ、「南国」フルーツ、ヤマイモ
- 交差抗原性に関する誤解
  - 鶏卵：魚卵、（鶏肉）
  - ピーナッツ：全てのナッツ類
  - 大豆：他の豆類
- アレルギー表示の誤解
  - 牛乳：乳化剤、乳酸、ピーナッツバター、（乳糖）
- 保護者の食事歴（料理したことがない）

「食べられるところまで食べる」ということについて、どのように指導していくかということをご紹介いたします。

一番キーとなるのは「食物経口負荷試験」です。

「食物経口負荷試験」とは、食べさせてみて、どの量まで食べたら、どのような症状が出るかということを、その場で観察する試験です。

極めて原始的ですが、一番大切な方法です。なお、強い症状が起きる危険性がありますので病院で行います。

予想される重症度に応じて
- 少量飲食の「食物経口負荷試験」
- 中等量飲食の「食物経口負荷試験」
- 1食分を食べさせる「食物経口負荷試験」

のいずれかを行います。

少量飲食させる「食物経口負荷試験」では、卵では1〜2g。つまり全卵32分の1個。牛乳では約3cc。うどんでは2、3gです。

中等量飲食させる「食物経口負荷試験」では、牛乳では約50cc。うどんでは50g。つまり丼4分の1杯です。

1食分を食べさせる「食物経口負荷試験」でも、いきなり1食分を食べさせるのではなく、2回から3回に分けて食べさせます。

少量の「食物経口負荷試験」でいきなり症状が出てしまえば、その食物は飲食できないということになります。少量飲食できるのであれば、少量をしばらく続けて、次に中等量の「食物経口負荷試験」を行います。

中等量の「食物経口負荷試験」で"ある"量で一時的に症状が出たとしても、"ある"量より、どれくらいの量までは飲食して良いかを試験します。しばらく続けて、中等量の「食物経口負荷試験」ができれば、「その量まで飲食して下さい」ということになります。そして、だんだん増量していって、最後には解除を目指すということが「ガイドラインの指導法」です。（図表30〜32）

卵では加熱をすれば食べられる可能性が高まりますし、白身には反応するが黄身は大丈夫という人は多くいますので、その場合は「黄身だけなら食べても良いですよ」という指導をします。

卵をどれくらいまで食べられるかが分かったら、どのような食物を食べることができるか分かります。例えば卵を4分の1個食べることができれば、ホットケーキ1枚分食べられそうだということです。つまり卵1個にホットケーキミックスを混ぜて4枚のホットケーキを焼けば、1枚当たり4分の1個の卵が入っているということです。なおドーナツ1個に4分の1個の卵が入っていることは滅多にありません。ということで、ある程度の量を食べることができたら、次に何を食べることができるかを決めることができます。つまり、食餌の幅を広げていくことができるようになります。（図表33、34）

牛乳は加熱しても余り反応性が落ちませんので、たんぱく質がどれだけ入っているのかということが問題となります。例えば牛乳を10cc程飲むことができるのであれば、どのメーカーの食パンでも牛乳は入ってはおりますが、10cc以上は入っていないので、食パン1枚はほぼ大丈夫ということになります。明らかな乳製品でなければ50cc以上の牛乳が入っていることはありません。

図表31

食物経口負荷試験の摂取間隔及び分割方法の例

方法例	摂取間隔	分割方法の例
単回	-	1/1
2回	60分	1/4→3/4, 1/3→2/3
3回	30〜60分	1/8→3/8→1/2
5回	20〜40分	1/16→1/16→1/8→1/4→1/2

食物アレルギー診療ガイドライン2016

図表33

卵アレルギーの特徴

- 卵白がアレルゲンの主役
- 卵黄はアレルゲン性が弱い
- 加熱により抗原性が低下しやすい
  生卵＞＞茶碗蒸し＞ゆで卵＞クッキー
  加熱温度×加熱時間で抗原性が低下する
- 鶏肉・魚卵とは抗原性が異なる
- うずら卵とは交差抗原性がある
- 乳児の卵アレルギーは、耐性獲得が期待できる
- 風邪薬の成分に注意が必要（塩化リゾチーム）
- 卵殻カルシウムは、抗原性がほとんどない

図表30

食物経口負荷試験の総負荷量の例

摂取量	鶏　卵	牛　乳	小　麦
少量 (low dose)	加熱卵黄1個、加熱全卵1／32個相当	3mL相当	うどん2～3g
中等量 (middle dose)	加熱全卵1／8～1／2個相当	15～50mL相当	うどん15～50g
日常摂取量 (full dose)	加熱全卵50g(1個)	200mL	うどん200g 6枚切り食パン1枚

日常摂取量(full dose)の総負荷量は小学生の1回の食事量を想定し、耐性獲得を確認する量を想定している。
乳幼児などでは必要に応じて総負荷量を減量することを考慮する。
少量(low dose)の総負荷量は誤食などで混入する可能性がある量に設定し、ハイリスク例の初回の食物経口負荷試験を想定している。
負荷の摂取間隔は20分以上が望ましい。

食物アレルギー診療ガイドライン2016

図表32

食物アレルギーの耐性獲得を目指す診断・管理のフローチャート

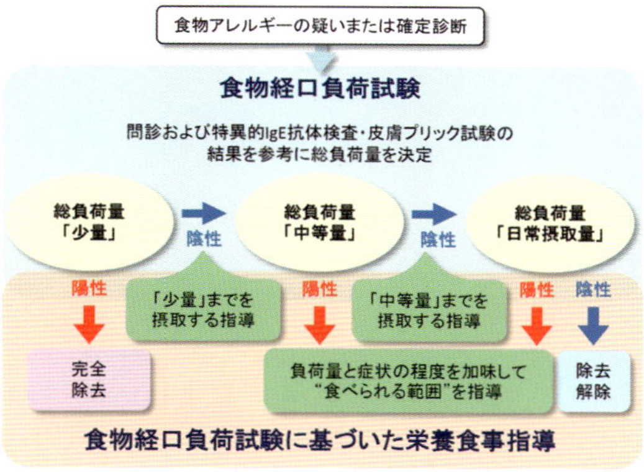

食物アレルギーの疑いまたは確定診断
食物経口負荷試験
問診および特異的IgE抗体検査・皮膚プリック試験の
結果を参考に総負荷量を決定
総負荷量
「少量」
陰性
総負荷量
「中等量」
陰性
総負荷量
「日常摂取量」
陽性
「少量」までを
摂取する指導
陽性
「中等量」までを
摂取する指導
陽性
陰性
完全
除去
負荷量と症状の程度を加味して
"食べられる範囲"を指導
除去
解除
食物経口負荷試験に基づいた栄養食事指導

食物アレルギーの栄養食事指導の手引き2017

図表34

鶏卵を含む加工食品を食べられる目安

卵白1g(1/40個)以下 含有食品
加工食品解除シート（卵）
40g
20g
10g
5g
2g
1/2
1/4
1/8
1/20

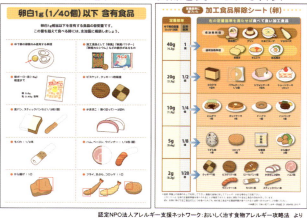

認定NPO法人アレルギー支援ネットワーク：おいしく治す食物アレルギー攻略法　より

したがって何ccの牛乳なら大丈夫ということが分かれば、ここまでの食物は食べても大丈夫ということがある程度診断できます。（図表35、36）

ピーナツ・ナッツでは、ピーナツアレルギーであるからピーナツが入った食物は駄目ということは止むを得ないことです。しかし、クルミ、カシューナッツ、アーモンドも駄目ということとは別問題です。それぞれのナッツは分類が違っていて、含まれるたんぱく質の性質がかなり違います。したがって、ピーナツアレルギーであってもクルミやカシューナッツやアーモンドを食べられないとは一概に言えません。（図表37）

私たちでの「食物経口負荷試験」の流れです。（図表38）

私たちのセンターには愛知県全域から重症の食物アレルギーの小児が紹介されて来ます。各市町村の総合病院の多くはアレルギーの専門医がいて、診断と治療を行っている状況下で少々手こずる重症の子どもが集まって来ます。したがって、微量の0.2、0.5、1、2gくらいまでの「食物経口負荷試験」を行って、ごくわずかな量でも食べ始めることができるかということを指導する場面がだんだん増えてきております。

必ず症状が出るであろうという子どもに「食物経口負荷試験」をすることが多いので、誘発症状は70〜75％出ます。「食物経口負荷試験」は毎日8人行なっておりますので、8人中5人は症状が出るということになります。

皮膚症状が一番多くて80から90％、呼吸器症状は約30％、消化器症状は約25％です。

皮膚症状が出ない10から20％の中には、呼吸器症状や消化器症状だけということもあります。

蕁麻疹が出たら誰が見てもアレルギー症状が出たと思うのですが、蕁麻疹が出なくても食物アレルギー症状のことはあります。なお、皮膚症状が出る場合でも真っ先に皮膚症状が出るとは限りません。先に咳が出たので吸入をしたら咳は止まったが、1時間くらいして蕁麻疹が出てきたということもあります。

これらのことは、保育園・幼稚園や小中学校の先生によくお話をしております。（図表39）

重症度を判定するのにＡＳＣＡ（Anaphylaxis Scoring Aichi）スコアというシステムを作って点数化して評価することにしております。（図表40）

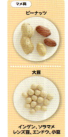

図表35

牛乳アレルギー

- 主なアレルゲン成分
  カゼイン、βラクトグロブリン、血清アルブミン
- 加熱・加工によってアレルゲン性が低下しにくい
- 消化酵素によって消化されやすい
- 多くの乳児は、比較的早期に寛解する
- 一部の重症者は寛解しにくい
- 呼吸器症状やOASを伴った症状を起こす
- 接触、湯気の吸入によって症状を誘発する事もある
- 10％以下の患者は、牛肉アレルギーを持つ

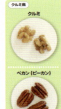

図表37

ピーナッツ・ナッツ類の外見と分類

認定NPO法人アレルギー支援ネットワーク：おいしく治す食物アレルギー攻略法 より

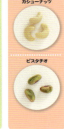

図表38

食物経口負荷試験

負荷食品	卵　：固ゆで卵白　　エビ：ゆでたエビ 牛乳：生の牛乳　　　魚　：焼き魚 小麦：うどん　　　　ピーナッツ：ピーナッツバター 大豆：豆腐　　　　　ゴマ：すりゴマ
摂取計画	30〜40分間隔、4〜5回に分割、2時間程度で摂取終了
負荷量の設定	ゆで卵白、牛乳、うどんの場合

ステップ	総負荷量	鶏卵相当	0.2	0.5	1	2	5	10	20
普通	38g	1個					●	●	●
少量	8.5〜18.5g	1/4〜1/2個			●	●	●	△	
微量	3.8〜8.8g	1/10〜1/4個	●	●	●	●	△		

あいち小児保健医療総合センターアレルギー科

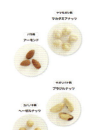

図表36

牛乳を含む加工食品を食べられる目安

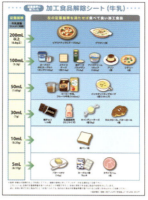

認定NPO法人アレルギー支援ネットワーク：おいしく治す食物アレルギー攻略法　より

図表39

食物アレルギーの誘発症状

負荷陽性717件

平成18年1月～平成21年3月　あいち小児保健医療総合センター

図表40

アナフィラキシー　スコアリング　あいち
Anaphylaxis Scoring Aichi (ASCA)

グレード/スコア	0 点	① 1 点	①' 5 点	② 10 点	②' 20 点	③ 40 点	④ 60 点
呼吸器（主観的症状）	なし	鼻のむずむず感	咽頭の違和感	つまった感じ 息苦しさ	発声しにくい 呼吸困難感	声が出ない 息ができない	
（客観的症状）	なし	くしゃみ	軽度で一過性の咳 鼻水	断続する咳 ごく軽度の喘鳴	時に咳込み 明らかな喘鳴 嗄声	絶え間ない咳込み 著明な喘鳴、努力呼吸 吸気時喘鳴、陥没呼吸	呼吸音減弱 陥没呼吸著明 チアノーゼ
酸素飽和度の目安				Sp02 98%以上	Sp02 97%～95%	Sp02 94%～91%	Sp02 90%以下
皮膚粘膜（主観的症状）	なし	口周囲のかゆみ 軽い違和感、ほてり	局所の軽度のかゆみ	全身のかゆみ	掻きむしらずにいられない		
（客観的症状）面積	なし	＜口周囲に限局＞	眼球結膜の浮腫・充血 ＜局所的＞	＜複数範囲に及ぶ＞	＜急速に拡大、又は全身に及ぶ＞		
所見		膨疹、紅斑、腫脹、水疱	膨疹、紅斑、腫脹、血管性浮腫	膨疹、紅斑、腫脹、血管性浮腫	膨疹、紅斑、腫脹、血管性浮腫		
消化器（主観的症状）	なし	口腔・咽頭のかゆみ、辛味、イガイガ感	軽度の嘔気、腹痛(FS1)	嘔気、腹痛(FS2)	強い腹痛(FS3)	耐えられない腹痛(FS4)	
（客観的症状）	なし		腸蠕動亢進	下痢、嘔吐	繰り返す嘔吐	嘔吐の反復による脱水傾向	
神経	なし	摂食拒否 軽度の高揚	活気の低下 不機嫌、苛立ち	眠気、すぐ横になりたがる 軽度の興奮	明らかに異常な睡眠 興奮・泣きわめく	傾眠 不穏で手がつけられない	意識障害
循環器	なし					顔面蒼白、頻脈、四肢冷感 異常な発汗、軽度血圧低下	徐脈 中等度以上血圧低下
血圧の目安						1歳未満：<70mmHg 1-10歳：<70+(2×年齢)mmHg 11-17歳：<90mmHg	1歳未満：<50mmHg 1-10歳：<60mmHg 10歳以上：<70mmHg

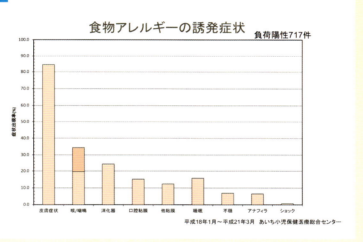

総合スコア(TS): 20+10+5+0+0 = 35点

日野明日香：アレルギー 2013; 62:968-979

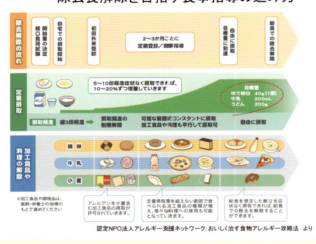

図表41 負荷試験結果に基づく摂取開始プラン

ゆで卵白、牛乳、うどん 経口負荷試験

負荷試験結果 最終負荷量(g)	ASCA総合スコア				
	1〜9	10〜19	20〜39	40〜59	60以上
20	10	5	2	(0.2)	
10	5	2	0.5	(0.1)	
5	2	0.5	0.2	(0.1/0.05)	
2	0.5	0.2	0.1		
1	0.2	0.1	0.1/0.05		
0.5	0.1	0.1/0.05	0.05/0.025		
0.2	0.1*/0.05**	0.05/0.025			

食事指導
SLOIT Slow low-dose oral immuno-therapy 緩徐微量経口免疫療法

* Baked milk, baked egg
** 素麺

あいち小児保健医療総合センター アレルギー科 2017

図表42 除去食解除を目指す食事指導の進み方

　そのうえで、何gまで食べたら何点の症状が出たという評価によって、食べ始めても良い量を判定することにしています。例えば、ゆで卵白を1、2、5、10gと順に食べていって、ASCA10点程度の蕁麻疹が出たら、家では2gくらいから食べ始めても良い、と指導しています。（図表41）

　そして、家で2gを4〜10回食べて何も症状が出なかったら2.5g食べましょう。そして、2.5gを10回食べても症状が出なかったら3gにしましょう、と食べられる量をゆっくり増やしていきます。（図表42）

　このような指導をすると、1、2、5、10gと増量してきた2年間で、約50％の子どもは卵1個、約40％の子どもは牛乳200cc、食パン1枚、どんぶり1杯のうどんが飲食できるようになります。4分の1個の卵が食べられる、50ccの牛乳が飲める、4分の1枚の食パンが食べられる子どもはもっとおります。

　卵4分の1個と1個、牛乳50ccと200ccと、大きな差が出てしまうことは、途中で症状が出てしまったので量を増すことができないためということとは少々事情が異なっております。症状が出たから量を増やせないのではなく、卵4分の1個や牛乳50ccくらい飲食できるようになっても味が好きになれないということがある

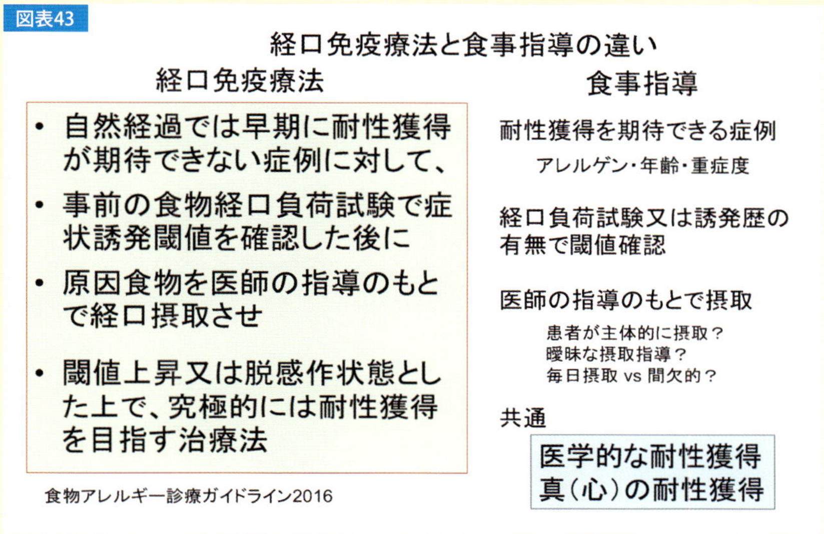

図表43　経口免疫療法と食事指導の違い

経口免疫療法
- 自然経過では早期に耐性獲得が期待できない症例に対して、
- 事前の食物経口負荷試験で症状誘発閾値を確認した後に
- 原因食物を医師の指導のもとで経口摂取させ
- 閾値上昇又は脱感作状態とした上で、究極的には耐性獲得を目指す治療法

食物アレルギー診療ガイドライン2016

食事指導

耐性獲得を期待できる症例
　アレルゲン・年齢・重症度

経口負荷試験又は誘発歴の有無で閾値確認

医師の指導のもとで摂取
　患者が主体的に摂取？
　曖昧な摂取指導？
　毎日摂取 vs 間欠的？

共通
　医学的な耐性獲得
　真（心）の耐性獲得

のです。つまり、もっと飲食できるであろうが、しないということです。

　なお、原因食物を飲食することを"ある"期間中止してしまって、次に同じ食物を飲食した時に症状が出てしまうことがあります。したがって、原因食物を飲食することは続けなければなりません。

経口免疫療法とは？

　「経口免疫療法」とは、原因となる食物を少しずつ摂ることで、飲食できる量を増やすことを目標にしている治療です。食事指導では対応できないような重症例に行います。必ず「食物経口負荷試験」をしてから行います。「経口免疫療法」も「食事指導」も、何をどれだけ摂るかということを具体的に指導することでは同じです。

　「自信を持つという気持ちになれることがゴールなのだろうな」と思って治療をしております。（図表43）

　「経口免疫療法」のイメージです。

　治療月数に連れて、卵、牛乳、うどんを摂ることができる量がどのように変化していくかということを示しております。

　最初に「食物経口負荷試験」を行って、例えば0.1gしか摂れなかった子どもに対して、1年間かけて1g

摂れるようにする「下ならし」のような期間を設けます。1年後に再度「食物経口負荷試験」をしますと、随分と摂取量が増えている子どもがおります。そのような子どもには日常生活での食事指導で増量していくことができます。

　この時点で、2週間入院して「急速経口免疫療法」を行うこともあります。

　入院中は、1日に4回飲食して摂取量をぐんぐん増やします。そうしますと、多くの子どもは50gくらいまで摂取できるようになります。昨日飲食して明らかに症状が出た量でも、翌日にはその量、さらにはそれ以上の量を平気で飲食できるという、びっくりすることもあります。退院後、また自宅でゆっくり増やしていって、2～3年で完全に1食分が飲食できるところまで目指していきます。私たちはこの「急速経口免疫療法」を1年間で約30名行っております。　(図表44)

　「急速経口免疫療法」を行った子どもの成績です。卵は90％が1個食べられるようになりましたが、残りの10％は腹痛などで食べられませんでした。牛乳は少し成績が悪くて60％が牛乳200ccまでは飲めるようになったのですが、残りの40％は症状が出てしまいました。しかし、日常生活で牛乳を含む料理は食べても大丈夫というくらいにはなっております。小麦は、ほぼ100％、1食分食べても大丈夫になります。

　「急速経口免疫療法」を受ける子どもは重症の子どもばかりですので、決して楽に治療ができるわけではありません。食べている途中で何らかの症状を経験することは多く、自分で判断して薬を飲んだり、エピペンを使わなければならない事態が発生することも稀ですがあります。したがって、必ず緊急処置を十分理解してもらって行う治療になります。

　なお、特に牛乳と小麦アレルギーでは1食分食べられるようになった後でも約半分の子どもは食後に激しい運動をするとアレルギー症状が出てしまうことがあります。朝、牛乳200ccを飲んで登校して、体育の授業中に食物アレルギー症状が出ることがあるのです。

　2017（平成29）年に、国内の専門施設で「急速経口免疫療法」を受けている子どもが後遺症を残した、という事例が報告されました。

　牛乳アレルギーの治療のために約3週間入院して135ccまで飲めるようになって退院し、その後は家で3カ月間飲み続けていました。ある日喘息発作があって摂取を中止し、2日後に同量飲んだら強い呼吸器症状が出て酸素不足になり、低酸素性脳症の後遺症が残ってしまったということです。

　私たちは、この事例後、「急速経口免疫療法」をしている子どもと保護者に、「体調の悪い時は原因の食物を摂ることは止めて下さい。また飲食後に過度な運動をしないで下さい。もし症状が出たらエピペンを使って下さい。そのためにエピペンの使い方に習熟しておいて下さい」という注意喚起を改めてしております。なお、これらの内容は特に新しいものではありません。(図表45)

　この事例後も、私たちのセンターでは「急速経口免疫療法」を希望する方の数に特に変わりはありません。「急速経口免疫療法」は重症例を何とか治療しようという、未だ研究的な挑戦です。医師の立場から「やって下さい」と説得するものではなく、「何としても良くしたい」という強い気持ちを持っている方だけに行っている治療なのです。　(図表46)

学校給食と社会的対応

　学校給食では、アレルギー症状を引き起こさせないために、弁当を持ってきてもらって給食を一切食べさせないとか、アレルゲンの入っている食餌は配膳せず、それに代わる食餌を家から一つ持ってきてもらうという対応をしております。しかし、できればアレルゲンの入っていない食餌、つまり除去食が用意できれば良いし、さらには何か代わりの食餌が提供できれば、なお良いということです。例えば、卵の代わりに豚肉を使った食餌を提供するということです。しかし、学校給食を作る現場では対応ができる限界があります。(図表47)

　常滑市では学校給食でどのような考え方で食物アレルギーの対応をしているかということです。(図表48)

　常滑市の「給食だより」を見ますと、献立表の材料一覧にアレルゲンになりやすい食材が表示されております。例えば、今月（2018年3月）の1～14日までの献立表の8日（木）に、青い枠で「パン、だいずチョコクリーム（にゅう）」と示されています。10日間の給食の中で、牛乳を含む物はこれだけです。つまり牛乳ア

図表44
経口免疫療法のイメージ図

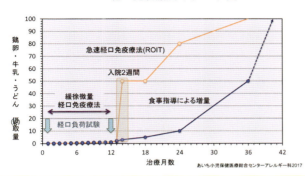

あいち小児保健医療総合センターアレルギー科2017

図表46
経口免疫療法の適用に関する記述

- 強いアレルギー症状が高年齢（およそ5歳以上）まで遷延した患者や、耐性獲得しにくい食物アレルギー（ピーナッツなど）を持つ患者では、経口免疫療法が有力な治療法となる。
- 患者・家族の多くは、耐性獲得には至らないまでも、アレルゲンを完全除去する負担や、微量の誤食によるアナフィラキシーのリスクを回避することを求めている。
- その場合でも、経口免疫療法を行う絶対的な条件は、患者および家族全員が治療に向けた強い意志と覚悟を持っていることである。
- 医師は、安易に経口免疫療法を勧めるべきでなく、むしろそのリスクや治療上の注意事項、実際の治療成績や限界について十分に説明した上で、患者に相応しいプロトコールを選択し、インフォームドコンセントを得る必要がある。

食物アレルギー診療ガイドライン2016

図表45
経口免疫療法を受けている皆様へ

① 摂取後にアレルギー症状が誘発された時の対応方法を、改めて確認してください。重症度に合わせて処方している内服薬、吸入薬、エピペンなどの所在と使い方を再確認し、常に携帯して下さい。
② 緊急時に受診できる医療機関、受診のタイミング、受診方法等を改めて確認しましょう。
③ 摂取前後の運動、入浴等は症状誘発のきっかけになります。摂取後の安静指示を守り、それを緩めて良いかどうかは外来受診時にご相談ください。
④ 強い疲労、感冒を含めた体調不良、喘息症状が不安定な場合は、症状を誘発するリスクが高まります。体調が回復するまでは摂取を中止し、再開時は半量以下など摂取量を減らしましょう。
⑤ 喘息症状が不安定な状態は、経口免疫療法のリスクを高めます。予防薬をしっかり使って、喘息症状はできるだけ完全に予防しましょう。
⑥ 摂取間隔が不安定になるのは、治療効果が落ちるだけでなく、摂取時のリスクを高めます。決められた摂取頻度（毎日、1日おきなど）をしっかり守りましょう。

一部抜粋

2017年11月17日
あいち小児保健医療総合センター　アレルギー科

図表47
学校給食での対応

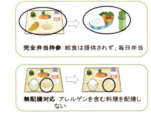

完全弁当持参：給食は提供されず、毎日弁当

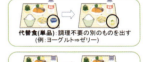

除去食対応：アレルゲンを含む食材を加えない料理を提供する

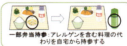

無配膳対応：アレルゲンを含む料理を配膳しない

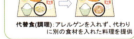

代替食(単品)：調理不要の別のものを出す（例：ヨーグルト⇒ゼリー）

一部弁当持参：アレルゲンを含む料理の代わりを自宅から持参する

代替食(調理)：アレルゲンを入れず、代わりに別の食材を入れた料理を提供

図表48
常滑市学校給食献立表のアレルギー表示

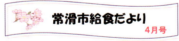
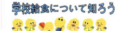

次のように取り決め、七大アレルゲンや加工食品の主材料などを献立表に掲載します。
※七大アレルゲン…卵・乳・小麦・そば・落花生・えび・かに

1 掲載するもの
　料理名になっている食品
　　七大アレルゲンと主材料を明記
　　例 ①野菜つくねバーグ

　料理名になっていない食品
　　七大アレルゲンと主材料を明記
　　例 ②クリームシチューに入る肉団子

　調味料の一部
　　詳細は明記しない
　　調理場で和えるドレッシング類や卓上物も同様
　　例 ③卓上マヨネーズ
　　　 ④ドレッシング

2 掲載しないもの
　調味料

レルギーのある子どもでも、これら以外は全部食べられるということです。

献立表の真中に、ほきという魚の「こめこのほきフライ」という献立があります。フライですが米粉で作られていて小麦は入っておりません。卵も牛乳も入っておりません。（図表49）

学校給食に半加工食品を提供している愛知県学校給食会では、卵、乳を含まない冷凍食品を提供しており、一部は小麦も含まない食材を開発して提供しております。こめこのほきフライも、その一つです。かまぼこ、ハム、ソーセージ、ベーコンなどはスーパーマーケットで買うと、ほぼ卵や牛乳がつなぎで入っております。しかし愛知県内の殆どの市町村の学校給食では、これらが一切入っていない食材を採用しております。

このように、除去食や代替食を出すことがなかなかできなくても、アレルギーの子どもが大部分の料理は安全に食べられるように工夫されております。

災害備蓄用品の食品もずいぶん進歩してきました。
非常食用の代表的な食品としてアルファ化米があります。一般的なアルファ化米は炊き込みご飯になっていて、中に卵が少し入っているので卵アレルギーの子どもは食べられません。しかし、アレルゲンを一切含んでいないアルファ化米も出ています。多くの自治体では、備蓄食品の一部をこうしたアレルギー対応物資としており、なかにはすべてこれを採用する自治体も出てきました。（図表50）

大手の食品メーカーも、アレルゲンを含まない商品を開発・販売しています。

永谷園が作っているアンパンマンカレーやイオングループが作っているパスタなどはアレルゲンが含まれておりません。こうした商品は食物アレルギーの子どもだけを対象としておらず、家族皆が同じものを食べられるというコンセプトで作られています。

東京ディズニーランドは既に20年前から完璧な食物アレルギー対策をしております。どのレストランにも必ず低アレルゲンメニューがありますし、それ以外のメニューでも要望すればアレルゲンの含有情報資料を出してくれます。

修学旅行には必ず食物アレルギーの子どもも参加します。その対策として、例えば京都では、京都府旅館ホテル生活衛生同業組合が京都府と一緒に食物アレルギー対応を共通のルールの下に施行しようということで、『食物アレルギーの子 京都おこしやすプロジェクト』を策定しております。（図表51）

沖縄県は高校の修学旅行を多く受け入れていますが、食物アレルギー対策がしっかりできる宿泊施設を増やそうとしております。そして、産業開発として「重症の食物アレルギーの子どもの家族旅行やグループ旅行を受け入れます」ということを推進しております。（図表52）

このように、今、「食物アレルギーの子どもを大事にしよう」という活動が社会的に行われております。

おわりに

本日は、前半では食物アレルギーの子どもたちができる限り食べる治療をするというお話をいたしました。一方、強い食物アレルギーを持つ人たちに対しても、バリアフリーな社会を目指した活動も進んでいるということをご紹介いたしました。

図表50

アレルゲンを含まないアルファ化米

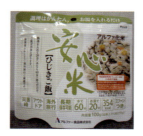
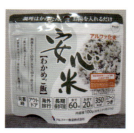

図表49

常滑市学校給食　平成30年3月献立表

※はしは毎日忘れず持ってきましょう

常滑市学校給食共同調理場

日曜	献立名		黄色の食品 （はたらく力になる）	赤色の食品 （血・肉・骨になる）	緑色の食品 （体の調子を整える）	小学校		中学校	
						エネルギー kcal	たんぱく質 g	エネルギー kcal	たんぱく質 g
1 木	ソフトめん 牛乳	ミートソース コールスローサラダ　卓上ドレッシング ナタデココポンチ	ソフトめん　さとう　でんぷん ドレッシング	牛乳　ぶたにく　ハム	たまねぎ　にんじん　マッシュルーム　グリンピース　キャベツ　きゅうり　トマト　コーン　ナタデココ　パインアップル　もも	693	27.0	879	34.0
2 金	赤飯 牛乳	湯葉のすまし汁 さわらの西京焼き なばなのお浸し　ひなあられ	せきはん（こめ・あずき）　さとう なたねあぶら　でんぷん ひなあられ（こめこ）	牛乳　ゆば　とうふ　かまぼこ　さわら　みそ　たんざくたまご（たまご・こむぎ）	はくさい　にんじん　えのきたけ　ねぎ　なばな　もやし	600	27.8	717	32.5
5 月	わかめご飯 牛乳	筑前煮 つくね団子 煮和え	わかめごはん（こめ・わかめ） なまふ（こむぎ）　さとう	牛乳　ぶたにく　さつまあげ つくねだんご（とりにく・ごぼう・たまねぎ・こむぎ）　あぶらあげ	れんこん　にんじん　しいたけ　こんにゃく　たけのこ　さやえんどう　だいこん	631	25.5	735	28.8
6 火	白飯 牛乳	ぽかぽか汁 米粉のほきフライソースかけ キャベツ炒め	ごはん　さけかす　なたねあぶら オリーブあぶら　さとう	牛乳　なまあげ　みそ こめこのほきフライ（ほき・こめこ）	だいこん　はくさい　ごぼう　にんじん　しめじ　ねぎ　キャベツ	603	22.9	-	-
7 水	白飯 牛乳	中華スープ 愛知県産ぎょうざ　小2個中3個 茎わかめのオイスター炒め	ごはん　でんぷん　なたねあぶら さとう	牛乳　とりにく　くきわかめ　ツナ	にんじん　チンゲンサイ　たけのこ　たまねぎ　しいたけ　ねぎ　もやし　しょうが　あいちけんさんぎょうざ（キャベツ・ぶたにく・とりにく・ねぎ・こむぎ）	600	22.6	742	26.8
8 木	スライスパン 牛乳	ミネストローネ　大豆チョコクリーム ポップな色のかぼちゃスクランブルエッグ デコポン	パン　だいずチョコクリーム（にゅう）	牛乳　ソーセージ　ミックスビーンズ（だいず・あおえんどうまめ・あかいんげんまめ・ひよこまめ）　ぶたにく　いりたまご（たまご）	トマト　コーン　にんじん　たまねぎ　パセリ　かぼちゃ　デコポン	659	24.2	784	28.7
9 金	非常食	アルファ化米 カレー 水	アルファかまい　じゃがいも		たまねぎ　にんじん	エネルギー　508kcal たんぱく質　7.3g			
12 月	発芽玄米ご飯 牛乳	実だくさん汁 さばの銀紙焼き ひじきの炒め煮	ごはん　でんぷん　さとう なたねあぶら	牛乳　とりにく　なまあげ　ひじき　さばのぎんがみやき（さば・みそ・こめこ）　あぶらあげ　さつまあげ	だいこん　にんじん　なめこ　ごぼう　えのきたけ　ねぎ　こんにゃく　グリンピース	646	31.8	769	36.8
13 火	麦ご飯 牛乳	マーボ豆腐 バンバンジーサラダ りんご　2個（小1・2年1個）	むぎごはん（こめ・むぎ） でんぷん　さとう　はるさめ　ごまドレッシング	牛乳　ぶたにく　とうふ　とりにく	しょうが　にんにく　たまねぎ　にんじん　しいたけ　ねぎ　きゅうり　キャベツ　りんご	607	23.8	718	27.7
14 水	白飯 牛乳	野菜スープ　アーモンド小魚 オムライス　（オムライス用卵焼き・チキンライスの具）	ごはん　じゃがいも　オリーブあぶら	牛乳　ベーコン　とりにく オムライスようたまごやき（たまご）　アーモンドこざかな（いわし・アーモンド・ごま）	にんじん　キャベツ　チンゲンサイ　エリンギ　パセリ　たまねぎ　グリンピース　トマト	610	25.0	714	28.2

図表51

京都の修学旅行対応

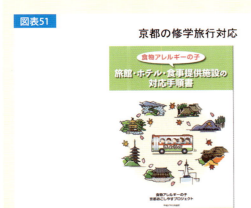

図表52

アレルギー対応沖縄サポートデスク

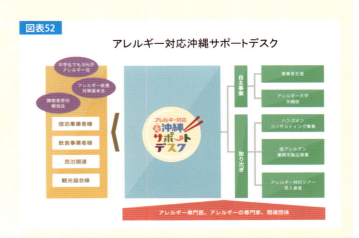

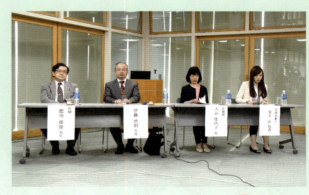

パネルディスカッションと Q&A

患者・医師・保健師・管理栄養士
保育士・養護教諭の立場で

パネルディスカッションと Q&A

患者・医師・保健師・管理栄養士 保育士・養護教諭の立場で

保健師の立場で
入山 佳代子氏 常滑市福祉部健康推進課課長

　保健センターでは保健師、栄養士、歯科衛生士などが関わって、母子手帳の交付、乳幼児健診など、様々な母子保健事業を実施しております。まさに妊娠期から乳幼児期の支援ということです。

　母子保健事業の中から『離乳食講習会』について少し紹介いたします。

　毎月、『離乳食講習会』を行っております。

　そこでは、前期のステップ1、中期のステップ2、後期のステップ3と、三つのステップに分かれております。ステップ1は生後5、6か月までの離乳食のスタートの対応、ステップ2は生後7か月以上の離乳食の与え方、ステップ3は1歳からの「食事と歯の教室」です。

　離乳食で、本日のテーマである食物アレルギーのことが少し影響して来ていると思われることをご紹介いたします。

　『離乳食講習会』では、「初めての離乳食なので食べてくれるかな？」と心配になるお母さんがもちろん多いのですが、それと同じくらい「アレルギーが心配です」とおっしゃるお母さんもおられます。「何となく漠然と心配で怖いから離乳食をあげられない」という声が上がっております。そのことに影響されていると思いますが、最近、離乳食を始める時期が遅い傾向があります。離乳食は、最初は"どろどろ"、次に"ぶつぶつ"、そして"ごろごろ"というように、大きさや硬さが変わっていくのですが、なかなかそれがステップアップしていけないのです。それから食材の種類です。皆さん、炭水化物と野菜は最初から一生懸命に与えるのですが、牛乳や卵はもちろんのこと、肉や魚はなかなか与えられない現状です。

　最近の傾向と思いますが、お母さんたちは「無農薬野菜やお米などを買ってくる、冷凍食を作って小分けにして何時でもすぐに与えられるようにする」などに慎重かつ熱心です。

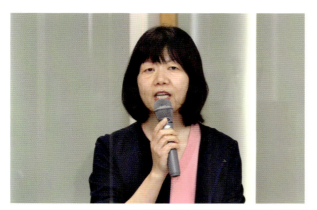
常滑市福祉部健康推進課課長 入山 佳代子氏

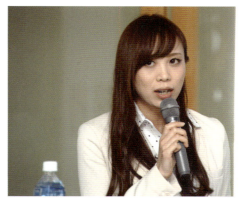
管理栄養士 金子 沙也香

管理栄養士の立場で
医療法人瀧田医院 金子 沙也香

　医療法人瀧田医院では、病児保育、デイサービス、デイケアの通所介護、有料老人ホームの利用者が施設内で食事をしておりますが、何処の部署もアレルギー品目の細かい除去食には対応しておりません。

　病児保育では、利用される度に保護者から食物アレルギーがあるかないかの聞き取りを行っております。食事の対応は弁当持参です。弁当は利用者毎に氏名が分かるようにしております。さらに食物アレルギーがある場合、弁当を専用のかごに入れて保育士が目で見て確実に区別ができるようにしております。

　デイサービス、デイケア、有料老人ホームの高齢者部門では、利用契約時に本人または家族から食物アレルギーがあるか、ないかの聞き取りを行っております。2017（平成29）年度での高齢者部門のアレルギー品目の状況をお話いたします。

　複数の食物アレルギーがある場合は、各項目でカウントしております。

　一番多かった品目は卵で17名。なお白身のみも含んでおります。続いて牛乳や乳製品が6名、落花生が4名、小麦が4名、山芋が1名、バナナが1名です。

　高齢者は、子どもと違って青魚のアレルギーが殆どでした。青魚全般が1名、サバが4名、アジが1名、ブリが1名、蕎麦が1名でした。

　献立内容を管理栄養士の立場でチェックして、アレルギー品目が使われている場合は白身魚の煮付けやオムレツなど、別メニューを用意しております。

　利用者それぞれに食札を用意して、それに食事形態や個別の対応、アレルギー品目を記載しております。厨房職員や介護職員もチェックして、配膳間違いがないように注意をしております。

パネルディスカッションとQ&A

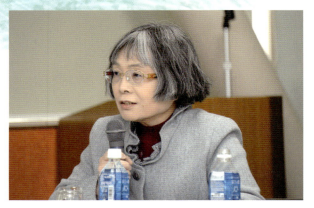

瀧田 恭代

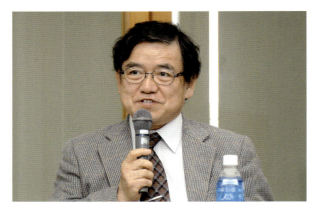

常滑市保健センター センター長 肥田 康俊先生

小児科医の立場で
瀧田 恭代

　先に金子が話したタキタキッズプラザでの病児保育の食事の対応のことですが、2015（平成27）年度までは食物アレルギーがある場合は弁当、食物アレルギーがない場合は当方の通所介護の高齢者の給食をベースにした給食、または弁当持参のどちらでも良いということにしておりました。しかし、高齢者の給食をベースにした給食では必ずしも子どもの好みに合わなく、しかも対応が煩雑であるので、2016（平成28）年度からは食物アレルギーがあるかないかに関わらず、原則全員弁当持参にしております。

　保健センターでの1歳半健診では、1歳半になりますと既に専門医で管理されておりますので問題点はまずありません。

　開業医の立場としては、最初から「あいち小児保健医療総合センター」にお願いしております。

小児科医の立場で
肥田 康俊先生 常滑市保健センターセンター長

　保健センターでの3、4か月健診では、まだ離乳食を食べる時期ではなく、3歳健診では、ほぼ食物アレルギーについての結論が出ているので、余り意識しておりません。

　開業医の立場としては、重症なアレルギー症状のバックアップができるかという問題があります。例えば、幼稚園・保育園や学校での給食時に子どもに重篤なアレルギー症状が起きた時には診察時間を外れているのでバックアップができず、病院にご迷惑をお掛けすることになります。

　外来の場合、例えば、最近増えている卵アレルギーでは、すぐにチャレンジさせるかという問題があります。原則として1歳までは様子を見る。そして1歳過ぎてからは病院に「食物経口負荷試験」をお願いして閾値が分かってから治療をしております。

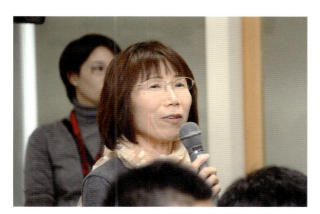

常滑市福祉部こども課主幹 赤井 治美氏

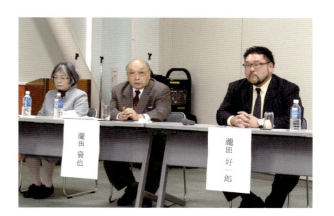

保育士の立場で
赤井 治美氏 常滑市福祉部こども課主幹

　園児の食餌については保護者と面談して「食事調査票」にまとめております。年齢が低い場合は未だ原因が不明のことがあります。また、未だ本人も、周りの子どももよく分かっていないので安全面を考慮して園長や主任が職員室や保健室で一緒に食べることもあります。その時、"皆と離れて食べることへの子どもの気持ち"を心配しております。

　0から2歳児までのアレルゲンが未だ分かっていない期間は不安です。

　エピペンが処方されている園児の保護者には、「生活管理指導表」を書いていただいております。エピペンの対応の研修は受けてはいるのですが、いざという場合の不安はあります。

　いずれにしても、園医などの医師と連携しながら対応していきます。

養護教諭の立場で
伊奈 由規氏 常滑西小学校養護教諭（紙上参加）

　乳製品のアレルギーのある生徒は、学校生活管理指導表に従って給食の牛乳をお茶に替える対応をしております。牛乳以外のおかずやパンに含まれる牛乳、また牛乳以外がアレルゲンとなる生徒は、保護者が毎月献立表を確認し、分かりやすいようにマーカーで線を引くなどして担任に連絡をして誤食の防止に努めています。

パネルディスカッションとQ&A

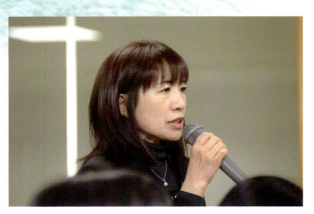

常滑東小学校養護教諭 杉江 由美子氏

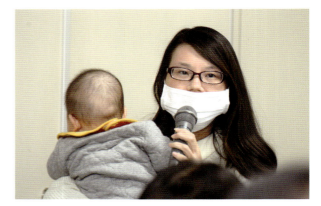

藤井 美里氏（患者の保護者）

Q 図工の時間に牛乳のパックの容器を持ってきた生徒がいて、隣の席の食物アレルギーの生徒がそれを触ってしまって、すごく目が赤くなったり、涙が出たりしたことがありましたが、対応はどのようにすれば良いのでしょうか？（杉江 由美子氏）

A 授業現場だけではなく給食現場でも、今のお話のように隣の生徒が牛乳をこぼして、かかったりすることはあります。

　手で牛乳パックを触ったとしても、手の皮膚は分厚いので手に蕁麻疹が出ることはまずありません。しかし、その手で目を触ると眼瞼の粘膜は非常に敏感なので、たちまち腫れますが、危険性はそれほどありません。

　目が腫れる子どもは重症かと言うと、決してそうではありません。実際、治療を行って50ccくらい飲むことができるようになった子どもでも、牛乳が目に入ったら目は腫れます。ただ、やはり重症度の高い牛乳アレルギーの子どもがクラスにいたら、「工作の時には牛乳のパックではなく、ジュースのパックを持って来ましょう」と指導していただけるとありがたいです。と言うのは、"そのような食物アレルギーの子どものことを皆で考えてあげよう"ということは「思いやりを育む教育」だと思っているからです。

Q 長女が食物アレルギーで、卵と小麦は訓練をして何とか食べられるようになりましたが、今後もそのままずっと食べていくことができるか、あるいは、どこかで再発するのでしょうか？（藤井 美里氏）

A 一般的な経過ですが、小学校入学前後位までにIgE値がかなり下がった場合には再発することはまずありません。ただ、大人になってから発症する食物アレルギーはあります。

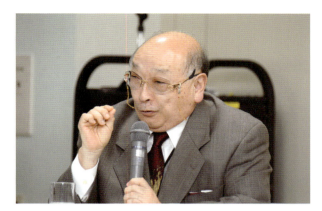

瀧田 資也

Q プリックテストについて。(瀧田 資也)

A 卵、牛乳、小麦の検査用のエキスが販売されていますので、それを皮膚の上に1滴置いて、それを針で"ちょん"と押すだけという簡単な検査です。反応する場合は、すぐに1センチくらい赤く腫れます。血液検査でのIgE抗体価が陽性になるより敏感に反応します。ただ、敏感に反応する検査ですので、陽性だからと言っても実際は食べることができる場合が多くあります。したがって、陽性に出た場合に「食べてはいけない」と指導するのか、「反応が軽いから少し食べましょう」という指導するのかという見極めは難しいです。まずは血液検査で特異的IgE値を調べることです。

一方プリックテストが陰性であれば、かなりの自信を持って「これは大丈夫です」と言うことはできます。

Q 給食の献立管理における『自動検出システム』について。(瀧田 資也)

A 『自動検出システム』は保護者からどのようなものが陽性かということをあらかじめ聴取しておいて、給食の献立とのマッチングを自動的に調べるもので、いろいろな会社のソフトウエアがあります。しかし大型のシステムですし、多額の費用が掛かりますので現場ではなかなか進んでいない現状です。

パネルディスカッションと Q&A

Q アトピーとアレルギーの違いについて。（瀧田 資也）

A アトピーが意味するところは、アレルギーより少々狭いのではありますが、アレルギーとほぼ同じです。
アトピー性皮膚炎はアトピー性湿疹とも言い、アレルギー性皮膚炎の中の遺伝性や特異的IgE抗体が陽性の、特定の湿疹に付けられている疾患名です。
したがって、アレルギー性皮膚炎の中の一つであり、湿疹の中の一つです。

Q 食物アレルギーの子どもで食物アレルギーの前にアトピー性皮膚炎がない場合、後でアトピー性皮膚炎が出て来ることはありますか？また、気管支喘息では？（瀧田 資也）

A もともとアトピー性皮膚炎のなかった子どもで、食物アレルギーが保育園・幼稚園までに良くなれば、その後にアトピー性皮膚炎が出てくることはまずありません。しかし誰にでもあるようなごく軽い湿疹が出ることはあります。気管支喘息では、なりやすいというデータはあります。なおアトピー性皮膚炎があった場合には、気管支喘息になっていく率は明らかに高いです。

Q 卵アレルギーにならないように卵を食べ始めるには？（瀧田 好一郎）

A いきなりアレルギー症状に出会わないために、ごく少量の加熱した卵から始めます。「耳かき1杯程度の0.2gくらいから食べ始めたら、卵アレルギーの発症率を減らすことができた」という研究結果がランセットに報告されております。
離乳食の進め方として、最初はゆで卵の黄身を取り出して食べさせます。それから生卵の黄身を取り出してつなぎに入れて食べさせていきます。黄身は殆どアレルゲンにはならず、そこに含まれるわずかな白身を食べ始めるという意味です。

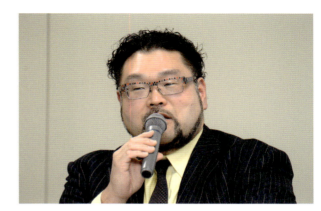

瀧田 好一郎

Q 「急速経口免疫療法」をした子どもが大人になった時には？（瀧田 好一郎）

A 私たちが「急速経口免疫療法」を始めた年が2010（平成22）年ですので、今、最長で、治療後7年追っている子どもがいますが、それ以上のケースはないので分かりませんが、日常の食事である程度まで食べ続けていれば、症状の出ない状態は維持されています。ただ、大学生で1人暮らしになった場合などでは、むしろ食べることに慎重になって、殆ど食べない生活に戻っていってしまうこともあります。全く食べない状態が何週間も続いた場合、次に大量に食べたら症状が出てしまうリスクは残されています。

Q 診断が付いた場合のIgE抗体価測定頻度について。（瀧田 好一郎）

A 卵、牛乳、小麦の場合、基本的には治療することを目標にしているので、少しでも抗体価が下がったところで、もう一度「食物経口負荷試験」を考えます。そのうえで、可能であれば「経口免疫療法」に挑戦することを考えるのなら、私たちは専門施設の性質上、年1回は検査しております。

ピーナツや蕎麦の場合、治すという挑戦をせずに完全除去を続けるつもりであれば、IgE抗体価測定を繰り返してする意味はありません。したがって、数年間検査をしないこともあります。

堀口高彦 先生 略歴

Takahiko Horiguchi

1980(昭和55)年 3月	名古屋(現藤田)保健衛生大学医学部医学科卒業
1986(昭和61)年 3月	藤田保健衛生大学大学院医学研究科修了
1987(昭和62)年 1月	藤田保健衛生大学医学部内科学講師
1998(平成10)年10月	藤田保健衛生大学医学部内科学助(准)教授
2010(平成22)年 1月～	藤田保健衛生大学医学部呼吸器内科学Ⅱ講座教授
2012(平成24)年 2月～	藤田保健衛生大学(第二教育病院)副院長
2017(平成29)年 7月～	藤田保健衛生大学総合アレルギーセンターセンター長

日本内科学会(認定医、指導医)、日本呼吸器学会(認定医、指導医)、日本アレルギー学会代議員(専門医、指導医)、日本呼吸器内視鏡学会評議員(専門医、指導医)、日本職業・環境アレルギー学会評議員、日本気管食道科学会理事、日本結核病学会代議員、国際喘息学会常任幹事、ATS(American Thoracic Society),ERS(European Respiratory Society),APSR(Asian Pacific Society of Respirology)、日本肺癌学会、日本癌治療学会、日本感染症学会、日本環境感染学会など

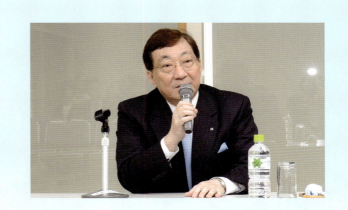

アレルギー疾患の一つ
気管支喘息（成人）―特に、吸入療法を中心に

藤田保健衛生大学 医学部呼吸器内科学Ⅱ講座 教授
堀口 高彦

平成29年11月19日開催の公開勉強会より

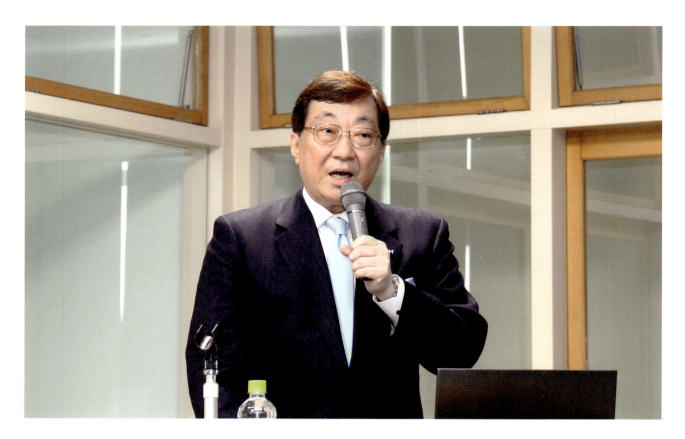

アレルギー疾患のひとつ
気管支喘息（成人）──特に、吸入療法を中心に

藤田保健衛生大学 医学部呼吸器内科学II講座 教授

堀口 高彦

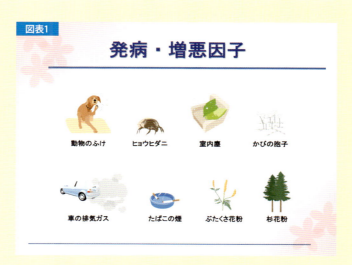

はじめに
　アレルギー疾患は極めて多数の方が罹患しており、2人に1人が何らかのアレルギー疾患に罹患している現状です。
　眼ではアレルギー性結膜炎、鼻ではアレルギー性鼻炎、呼吸器の上気道ではアレルギー性喉頭炎・下気道では気管支喘息（以下、喘息）、皮膚ではアトピー性皮膚炎を主としたアレルギー性皮膚炎、消化器ではアレルギー性胃腸炎というように、全身の臓器に関わっております。そして赤ちゃんから高齢者まで、また軽症から重症までと多岐にわたっております。
　本日のテーマである喘息は、下気道がアレルギーなどによって引き起こす炎症の結果、狭くなって生じる疾患です。
　2人に1人が何らかのアレルギー疾患に罹患している現状からアレルギー疾患の管理が大切であることが認識され、2014（平成26）年、「アレルギー疾患対策基本法案」が打ち出され、来年度（2018年度）から各都道府県に一つないし二つの拠点病院を設け、そこを中心に活動していくということになりました。
　愛知県には医学部がある大学が四つありますが、その中で特にアレルギー疾患に力を入れている大学は、今年（2017年）、総合アレルギーセンターを設立した藤田保健衛生大学（以下、保衛大）です。したがって、来年度から恐らく保衛大第二教育病院（坂文種報德會病院）が愛知県のアレルギー疾患の拠点病院の一つとして活動していくことになります。

発病・増悪因子
　動物のふけ、ダニ、室内のほこり、かび、車の排気ガス、たばこの煙、ブタクサや杉の花粉など、多くの因子があります。
　動物のふけは最近家族構成が少なくなったこともあってペットを飼う方が多くなり、問題事例が増加しております。例えば、広島県の喘息の患者が、飼っていたハムスターに咬まれてその唾液が静脈に入って、全身性の強いアレルギー反応によるアナフィラキシーショックを起こして植物状態になってしまったという事例がありました。
　保衛大医学部医学科の学生の相当数から採血をして、どれくらい室内のほこりや杉に感作されているかを調査したところ、どちらかに感作されている学生は何と約90％もおりました。

　アスリート喘息と言って、運動した後に喘息を引き起こすことがあります。
　オリンピック選手には肺機能検査が実施されていますが、オリンピック選手の約15％が喘息の可能性がある状況です。
　また、アスピリン喘息と言って、アスピリンのような抗炎症鎮痛剤で喘息を引き起こすことがあります。
（図表1）

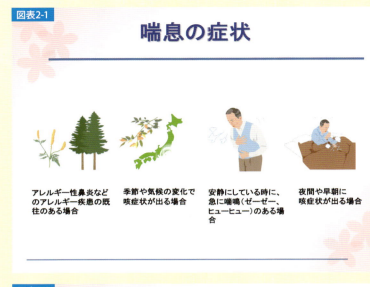

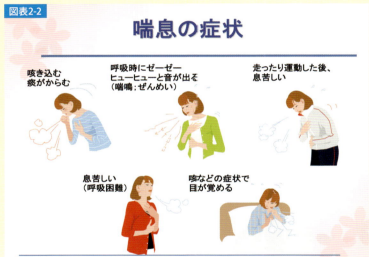

症状

咳、痰、ゼーゼーヒューヒューと音が出る喘鳴などで、これらは特に夜間から明け方にひどくなることがあります。治癒したと思っている患者に聞き取り調査をしますと、約70％が夜間から明け方に症状があります。もう少し詳しく聞き取り調査をしたら、もっと増えると思われます。風邪をひいた時に咳が長引く、夜間息苦しくて寝られないというような症状の方は喘息の可能性があります。

子どもで季節や気候の変化で咳が出る場合も喘息の可能性があります。

このように、咳喘息と言って、喘鳴や呼吸困難を伴わずに慢性の乾性の咳を主症状とする場合もあります。

最近、アレルギー性鼻炎の患者が数年経って喘息を発症するケースが増えておりますので、「アレルギー性鼻炎の患者さんはアレルギー性鼻炎をしっかり治す」ことが肝要です。（図表2）

死亡統計

死亡者数が毎年都道府県別に調査されております。

図表3には、2012（平成24）年の都道府県別の死亡率（人口10万人対死亡者数）が、向かって左から高い順に棒グラフで示されております。

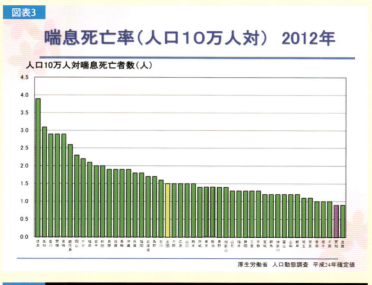

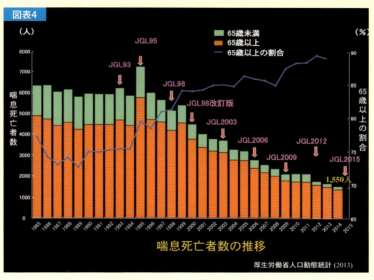

　黄色のバーは全国平均で、大阪府、広島県、山口県、熊本県が該当します。赤色のバーは愛知県で、滋賀県と共に最も低い県です。愛知県はここ数年間常に低い県のベスト3に入っています。一方、高い県は徳島県、次いで高知県、香川県、愛媛県で、いずれも四国の県です。

　愛知県がどうして低いのかというと、一つは勉強会の数が多くて市民、医師、薬剤師、看護師らが互いに連携していて、発作時のどの段階で基幹病院に転送しなければいけないかということが皆に周知されていること、もう一つは道路が広くて交通アクセスが良いので基幹病院に速く転送しやすいことが考えられます。一方四国がどうして高いのかというと、若干高齢者が多いこと、交通アクセスが悪いので基幹病院に速く転送しにくいこと、若干専門医数が少ないことが考えられます。

　図表4の、向かって左側の縦軸は死亡者数、横軸は年度の指標です。バーの橙色の箇所は65歳以上、緑色の箇所は65歳未満です。右側の縦軸は65歳以上の割合です。青色の折れ線グラフは65歳以上の割合の推移です。

　阪神大震災があった1995（平成7）年は年間約7,000人が亡くなっています。この年を頂点としてその

後は減少し、最近は約1,500人です。30年間にこれほど死亡者数が減った疾患は他にありません。なお、死亡者の大部分は65歳以上の高齢者で、死亡者の約90％です。

このように、若い方は喘息で亡くなることはまずありませんが、昨年、子どもが一人亡くなっております。

年間約1,500人亡くなっている疾患はアレルギー疾患では喘息だけです。

気道組織所見

最近、気管支内視鏡が発達して喘息患者の気管支の組織がよく分かるようになり、長期間患っている喘息患者の気管支の組織は健常人と異なり、リモデリング（元に戻らない状況）になっていることがはっきりしました。したがって、症状が出たら直ちに治療をして難治化、悪化しないようにすることが大切です。（図表5）

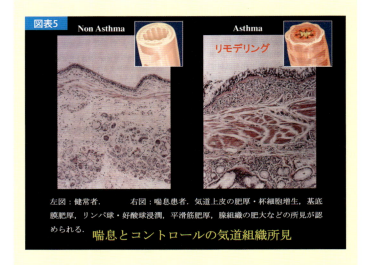

左図：健常者．　右図：喘息患者．気道上皮の肥厚・杯細胞増生、基底膜肥厚、リンパ球・好酸球浸潤、平滑筋肥厚、腺組織の肥大などの所見が認められる．　喘息とコントロールの気道組織所見

喘息の苦しみ

約20年前、ある製薬会社が気管支喘息の苦しみについての絵画を募集しました時の優秀作品です。いずれの作品からも喘息の発作が如何に苦しいかということが伝わってきます。（図表6）

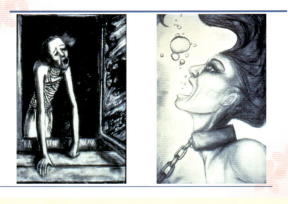

薬剤の種類

喘息は慢性の疾患ですので、長期的に薬物療法を行う必要があります。

図表7には重症度が軽症の治療ステップ1から最重症の4まで、それぞれでの使用すべき薬剤が示されております。

喘息の基盤は気管支の炎症ですので、基本の薬剤は抗炎症作用があるＩＣＳ（Inhaled CorticoSteroid/吸入副腎ステロイドホルモン）です。副腎ステロイドホルモンは非常に怖い薬剤であると捉えられている向きがあります。確かに飲む副腎ステロイドホルモンは長期間、そして大量に飲みますと、いろいろな有害事象が出てきます。しかし、ＩＣＳは飲む副腎ステロイドホルモンの1/10～1/100の濃度ですし、気道に入った後、体内に留まらずに体外に出ていくので極めて安全な薬剤です。したがって、ＩＣＳを使わない喘息治療はあり得ないということで、軽症から重症までの全ての患者さんにＩＣＳが使われており、それによって95、96％の患者さんは症状のコントロールができている状況です。

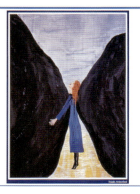

ＩＣＳのみでまだ何らかの症状が残っているという患者さんには、追加療法として内服薬ではＬＴＲＡ（LeukoTriene Receptor Antagonist/ロイコトリエン受容体拮抗薬）、テオフィリン、吸入薬ではＬＡＢＡ(long acting β2Agonist/長時間作用性β2刺激薬)、ＬＡＭＡ（long acting Muscarinic Antagonist/長時間作用性抗コリン薬）を、更に発作時には短時間作用性のＳＡＢＡ (short acting β2 Agonist)、ＳＡＭＡ(short acting Muscarinic Antagonist)を使います。

　ＬＡＢＡのSymbicort(シンビコート)とＩＣＳのBudesonide(ブデソニド)を組み合わせたＳＭＡＲＴ療法 (Symbicort Maintenance and Reliever Therapy) が注目されております。

　ＬＴＲＡは炎症を引き起こすロイコトリエンの作用を阻害して、テオフィリンは気管支平滑筋の弛緩を通して、ＬＡＢＡとＳＡＢＡは交感神経の働きを通して、ＬＡＭＡとＳＡＭＡは副交感神経の働きを阻止して気管支を広げます。

　図表8には、喘息長期管理薬の歴史（日本での発売年度）が示されております。

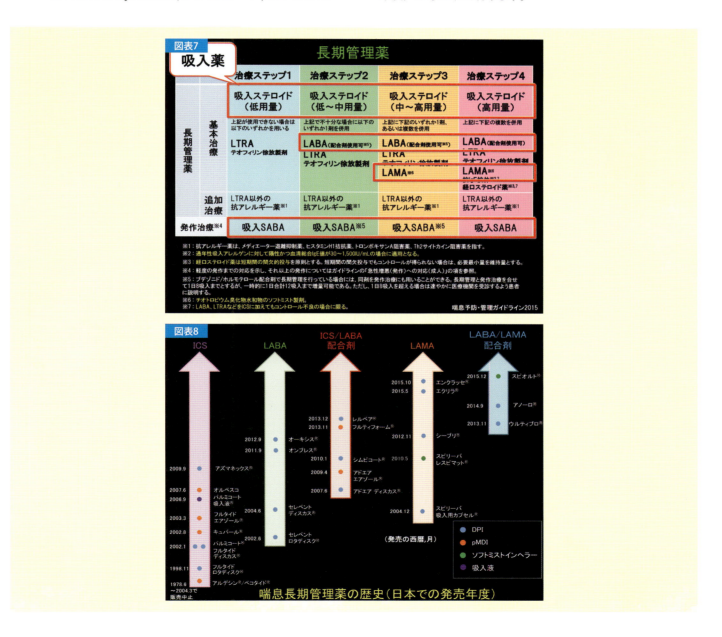

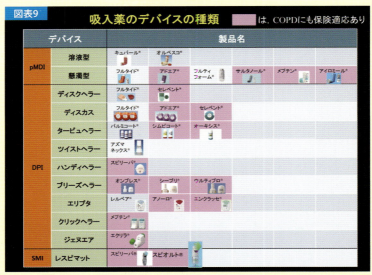

図表9 吸入薬のデバイスの種類

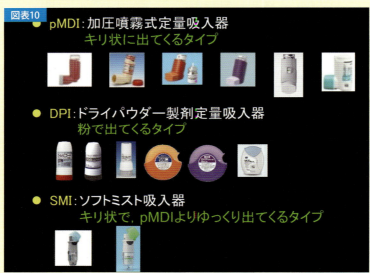

図表10
- pMDI：加圧噴霧式定量吸入器 キリ状に出てくるタイプ
- DPI：ドライパウダー製剤定量吸入器 粉で出てくるタイプ
- SMI：ソフトミスト吸入器 キリ状で，pMDIよりゆっくり出てくるタイプ

　以前は飲み薬のみでしたが、最近は吸入薬が登場して薬剤を直接気管支に入れる吸入療法が治療の中心になっております。

　デバイス（容器）は3タイプあります。

① pMDI (pressurized Metered Dose Inhaler)

　加圧噴霧式定量吸入器で、薬剤が霧状に出てくるタイプです。

　外側はプラスチックになっていて、そこをグッと押すと、上の所に入っているアルミ缶が押され、その中の薬剤がシュッと霧状になって噴射されます。どの薬剤でも同じ方法なので単純な操作で吸うことができます。特に夜間に発作が出た時に適しております。薬剤を溶解するためにエチルアルコールが入っているものが多く、それらにはアルコール臭が少しあるものがあります。噴射と吸入のタイミング（同調）を取ることができる患者に適しています。子どもや高齢者で同調できない場合、少々費用が掛かりますが、スペーサー（補助器具）を付けます。

② DPI (Dry Powder Inhaler)

　ドライパウダー製剤定量吸入器で、薬剤がドライパウダーで出てくるタイプです。

　操作は比較的簡単ですが、製薬会社ごとにデバイスの形が違うことが厄介です。なお、最小でも30mL/

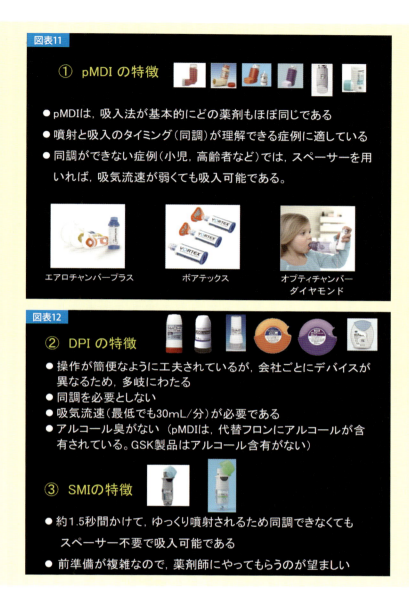

minの吸引力が必要です。30mL/minの吸引力は蕎麦やうどんを十分吸えるぐらいの速度の吸引力なので、高齢者には適しておりません。なお、エチルアルコールは入っておりません。

③ SMI（Soft Mist Inhaler）

pMDIと同じく薬剤が霧状に噴射されますが、約1.5秒かけてpMDIよりゆっくり噴射されるタイプです。pMDIと比べてゆっくり噴射されるので、同調を取ることができない患者さんに使用できます。

COPD（Chronic Obstructive Pulmonary Disease/慢性閉塞性肺疾患）は喘息の約10倍の約1万5,000名が1年間に亡くなっており、現在、世界中でCOPDの対策に取り組んでおります。

SMIはCOPDが主体になりますが、COPDは炎症ではないのでICSは使いません。

COPDは喘息と合併している場合があり、その場合、ACOS（Asthma-COPD Overlap Syndrome）と言います。（図表9～12）

吸入療法の問題点

飲み薬は飲めば何らかの効果が出ますが、吸入薬は気管支に入らなければ効果が出ないので、「如何に上手

に吸入するか」ということが重要です。

　高齢者では、記銘力の低下によって「1日2回吸うのですよ」と指導してもすぐ忘れてしまったり、手指の筋力や触覚が低下してpMDIでは噴射できなかったり、蓋が開かなかったり、細かい作業ができなかったり、手が震えたり、肺機能の低下によって十分に吸うことができなかったり、視力が落ちてカウンターの数字を見ることができなくて残量が分からなかったり、聴力が落ちて使い方を説明している声や、「くるっ」「かちっ」という回転時の音が聞こえなかったりして上手に吸入できない場合があります。したがって高齢者には若い方とは違う指導をしなければなりません。また医療スタッフは高齢の患者さんが自宅で上手に吸入できているかを確認できる家族を決め、その家族にも指導をしなければなりません。

　ちなみに肺機能は加齢と共に1年間平均男性28cc、女性22cc低下していきます。（図表13）

デバイスの誤操作例

　一見、上手に吸入できているように見えても、テスター（練習器）を使って吸入しますと上手に吸入できていない場合があります。

　テスターを使って上手に吸入できている場合は「ぴゅう」という音が出ます。

　図表14〜18のいずれの患者さんも「ぴゅう」という音が出なく、上手に吸入できていないことが分かりました。テスターを使って正しい操作法を指導して、何度も練習してもらうことが大切です。

吸入指導の重要性

　「成人で重症と診断された患者15%の内、真の重症患者は3.6%で、残りは上手に吸入できていない患者であった」という報告があります。（図表19）

　確かに吸入手技の誤操作は頻繁に起こっていて、過去40年間、吸入手技の指導法は殆ど改善されておりません。したがって正しい指導法、そして長期管理の進め方の標準化が必要です。（図表20、21）

　上手に吸入できない理由の一つが"吸入する際の舌の位置が不適切ではないか"ということで、私たちは気管支鏡で吸入する際の舌の位置を検討しました。結果、「舌を下げないと上手に吸入できない」ことが分かりま

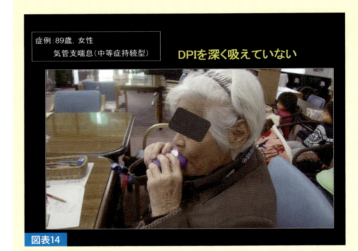

図表13

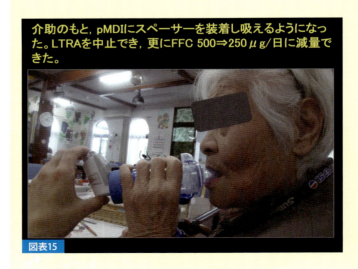

図表14

図表15

図表16
66歳,男性: 噴射後,薬剤がそのまま口から出ている

図表17
74歳,男性: 吸入後に押している

図表18
シムビコート:78歳,女性:吸気流速が足りなかった。

図表19
The prevalence of severe refractory asthma
Pieter-Paul W. Hekking, MD, Reinier R. Wener, MD, Marijke Amelink, MD, Aelko H. Zwinderman, PhD, Marcel L. Bouvy, MD, PhD, and Elisabeth H. Bel, MD, PhD　*Amsterdam and Leiden, The Netherlands*

高用量ICSとLABAによる治療を行ってもコントロール不十分であり、かつ服薬アドヒアランスや吸入手技に問題のない重症難治性喘息が成人喘息患者の3.6%に存在する。

J Allergy Clin Immunol. 2015 Apr;135(4):896-902.

図表20
吸入手技の誤操作は許容しがたいほど頻繁に起こり、過去40年間(1975〜2014)ほとんど改善されていない。新しいアプローチでの吸入指導や投与経路の導入が切迫した課題である。

Sanchis J,et al. Systematic Review of Errors in Inhaler Use: Has Patient Technique Improved Over Time? Chest. 2016 Apr 6. pii: S0012-3692(16)47571-9.

喘息コントロール不良の患者においては、たとえ誤操作を起こしにくいとされるデバイスを使用していても、吸入手技を見直すべきである。

Janine A. M. Westerik,et al. Characteristics of patients making serious inhaler errors with a dry powder inhaler and association with asthma-related events in a primary care setting. J Asthma. 2016 Apr;53(3):321-9.

図表21
喘息長期管理の進め方

喘息長期管理の進め方(喘息予防・管理ガイドライン2015)

治療によって良好なコントロールが得られない
↓Yes
喘息の診断は正しいか → No → 他疾患の治療
↓Yes
服薬アドヒアランスが良好か / 吸入手技が正しいか → No → 再指導
↓Yes
増悪因子や合併疾患は正しく管理されているか → No → 禁煙、増悪させ得る薬剤の変更/中止、合併症管理の徹底
↓Yes
治療のステップアップによる改善 → No → 専門医へ紹介(治療ステップ4)
↓Yes
コントロールが達成・維持されたら3か月後にステップダウン

*:治療ステップ3以上の治療にもかかわらずコントロール不良の場合は専門医への紹介が推奨される。

喘息予防・管理ガイドライン2015

した。しかし「舌を下げる」と言っても実際にすることは難しいことです。

まず、デバイスが下向きにならないように背筋を伸ばします。次に、吸入口の下に舌を入れますと喉が広がりますので、そこで十分に息を吐いてから、心の中で「ほー」と言いながら舌を下げて息を吸います。そうしますと薬剤が喉に当たり、さらに気管支に届くということになります。（図表22〜32）

全てのデバイスに共通する吸入指導のコツを記してあります。

うがいを必要としない吸入薬もありますが、「全て、うがいをする」と統一したほうが混乱しないと思います。（図表33）

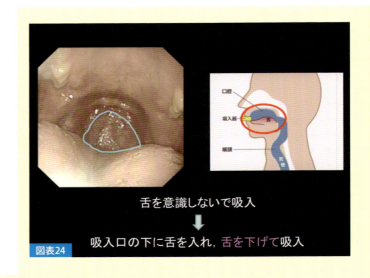

図表24

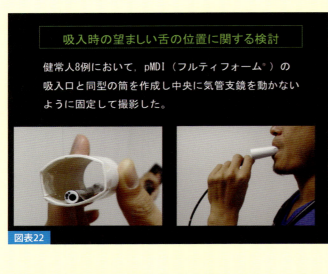

図表22

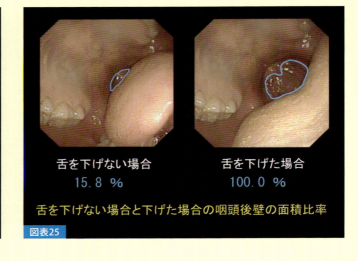

図表25

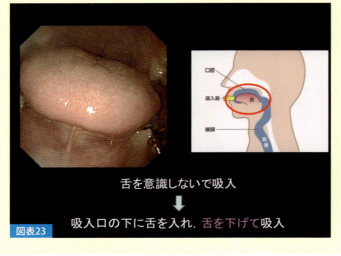

図表23

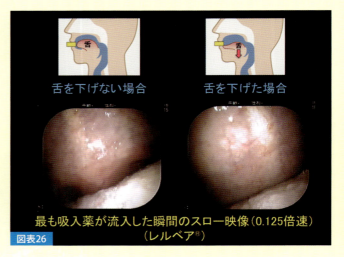

図表26

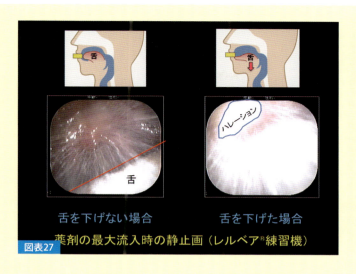

図表27 薬剤の最大流入時の静止画（レルベア®練習機）
舌を下げない場合 ／ 舌を下げた場合

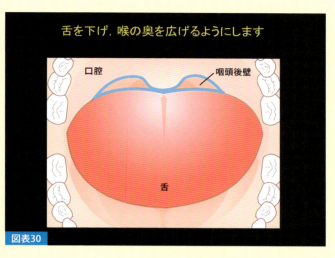

舌を下げ，喉の奥を広げるようにします
口腔　咽頭後壁　舌

図表30

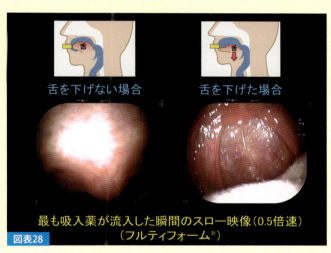

舌を下げない場合 ／ 舌を下げた場合
最も吸入薬が流入した瞬間のスロー映像（0.5倍速）（フルティフォーム®）
図表28

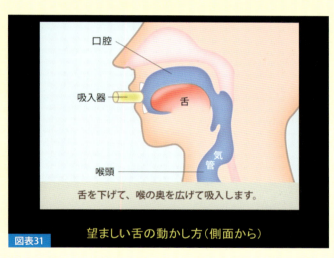

口腔　吸入器　舌　喉頭　気管
舌を下げて、喉の奥を広げて吸入します。
図表31 望ましい舌の動かし方（側面から）

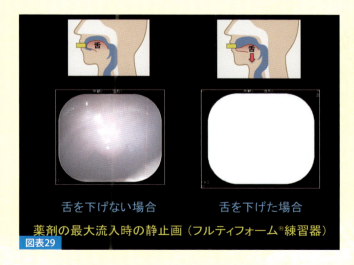

舌を下げない場合 ／ 舌を下げた場合
図表29 薬剤の最大流入時の静止画（フルティフォーム®練習器）

舌が吸入の妨げにならないように，舌と舌根をなるべく下げ喉の奥を広げるように指導することが望ましいと考える。

では、どのようにスピーディーに説明するか？

- うつむかないように，顔をあげて
- 吸入口の下に舌を入れる（入れないと舌が下がりにくい）
- 口腔内は，「ホ」の発音が一番理想的な形
- 十分息を吐いてから、心の中で「ホー！」思いながら吸う
- 喉に空気が直接に当たる感覚を掴んでもらう
- テスターで，音が十分に鳴るまで練習してもらう

↓
DVDを視聴してもらい，本人に渡す
↓
図表32　薬局で実薬を用いて吸入し帰宅してもらう

・ポスターとDVDの作成

　私たちは「独立行政法人環境再生保全機構」と協力して、各種吸入薬の特性・使用法について、『正しい吸入方法を身につけよう』というタイトルのポスターとDVDを作成しました。

　喘息のみではなく、COPD、そしてインフルエンザの吸入薬にも対応しております。

　必要な時は「独立行政法人環境再生保全機構」や私たちの教室にお申し出ください。瀧田医院分院でも結構です。無料で配布しております。（図表34〜41）

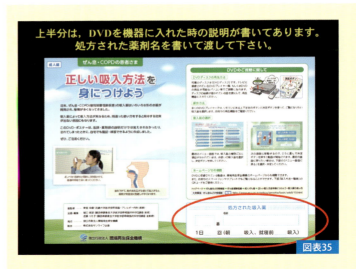

図表35

吸入指導のコツ（全てのデバイスの共通項目）
- 背筋を伸ばして、十分に息を吐き、顔を上げる
  （DPIは吸入口に息がかからないように注意）
- 舌を下げ喉の奥を広げて吸入する
- pMDIは、外気を取り入れるので吸入口を歯で軽く咥え隙間を作る
- DPI, SMIは、空気漏れがないように吸入口をしっかり咥え、口角が開かないようにする
- pMDI, SMIは、普通の呼吸で深くゆっくり吸入する
- DPIは、勢いよく深く吸入する
- 口からデバイスをはずし、舌根部で約5秒間ほど息止めをする
- 鼻からゆっくり吐く

図表33

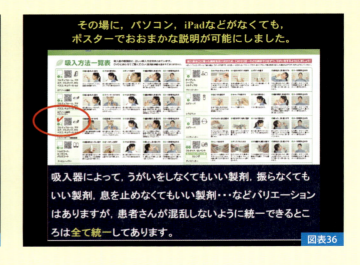

図表36

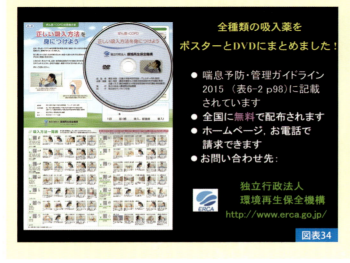

図表34

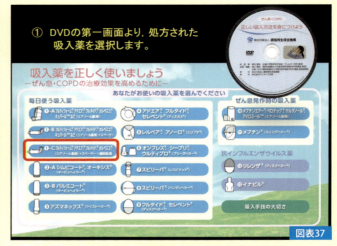

図表37

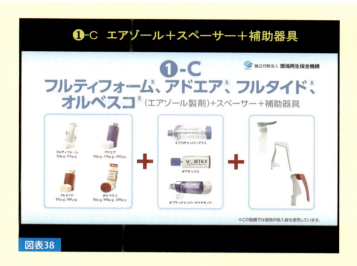

図表38

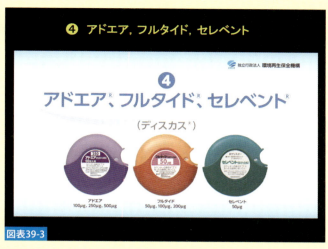

図表39-3

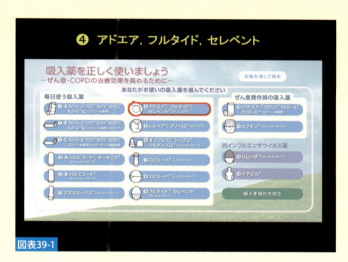

図表39-1

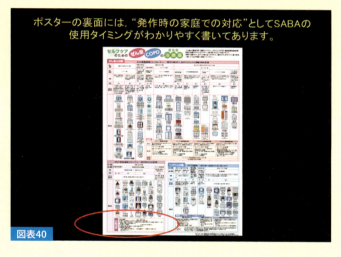

図表40

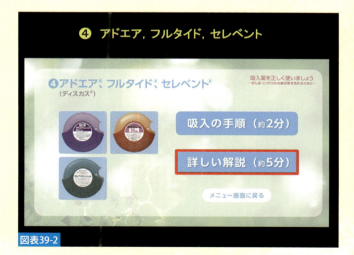

図表39-2

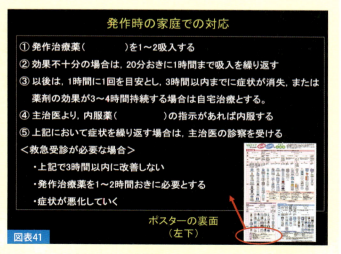

図表41

・DVDの有用点

　添付文書では十分に理解できない動作も画像では連続性があって理解しやすいこと、一度見ただけでは十分に理解できない場合も自宅で家族とゆっくり見ることができ、理解しやすくて家族の協力が得られやすいこと、発作時の家庭内での対症療法を学べること、そして正確な吸入操作によって薬剤効果を最大限に引き出してコスト削減に繋ぐことができる可能性があります。最近、DVDは、いろいろな医学部の学生教育に使われております。

　鳥取大学医学部の学生教育の成果を来年度の日本呼吸器学会と日本アレルギー学会で発表してもらう予定になっております。（図表42）

・DVDの指導効果の検証

　DVDによる指導効果を検証した結果、DVDの指導効果が証明されました。

　そこで、瀧田好一郎先生にその内容を記した論文を国際アレルギー学会誌『Allergology International』に投稿してもらい、受理されました。

　そしてその論文内容を、今年5月にワシントンで開催された米国胸部学会、9月にミラノで開催された欧州呼吸器学会に瀧田好一郎先生と一緒に行き、先生に発表してもらいましたら、参加していた医師たちから「吸入の指導法に困っていたので大いに参考になった」という言葉を耳にすることができました。

　ただ、今回検証した内容は私たちの教室に関係したもののみですので、今後全国レベルでの検証をしていかねばならないと思っております。（図表43）

・再吸入指導の意義

　以前、私たちは65歳以上の高齢の患者さんに吸入薬の投与3か月後の外来に吸入薬を持ってきてもらって、吸入が上手にできているか検証しました。

　吸入が上手にできていない患者さんには"もう一度"指導しました。さらに投与6か月後、投与3か月後に指導しなかった患者さんと"もう一度"指導した患者さんを比較しますと、"もう一度"指導した患者さんのほうが上手に吸入できていることが分かりました。

　「人間は必ず忘れる」という属性がありますので、3か月に一度チェックをする必要があるということです。

　以上のことは高齢の患者さんを対象に調査したものですが、若い患者さんにも3か月経過したら"もう一度"指導をすることが必要であると思っております。（図表44）

おわりに

　本日は、喘息について、特に私たちの教室での成果を基に吸入療法を中心にお話いたしました。

　「たかが吸入、されど吸入」です。が、改めて吸入療法の重要性を鑑みて、今後の喘息治療の参考にしていただければ幸いです。

DVD, ポスターの有用点

- 無料で配布できる
- 添付文書では表現が十分にできない動作も連続性があり，理解し易い
- 一度では理解できない場合も，自宅で家族と一緒に鑑賞が可能であり，協力が得られ易い
- pMDIの場合，吸入補助具，スペーサーの使用も選択できるスペーサーの手入れの仕方まで収載されている
- 発作時の家庭内での対処方法も簡単に説明できる
- 正確な吸入操作は薬剤効果を最大限に引き出し，コスト削減に繋がる可能性がある

図表42

再吸入指導の実施により呼吸機能は有意に改善した

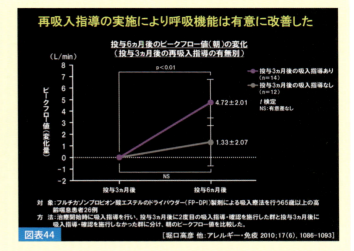

図表44

[堀口高彦 他：アレルギー・免疫 2010;17(6), 1086-1093]

Effectiveness of training patients *using* DVD in the accurate use of inhalers for the treatment of bronchial asthma

気管支喘息患者における吸入指導DVDを用いた患者教育に関する検討

Koichiro Takita, Rieko Kondo, Takahiko Horiguchi,
Allergology International Vol.66, Issue 4, October 2017.

図表43

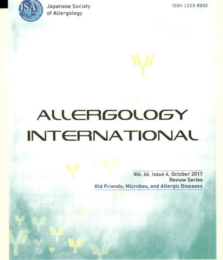
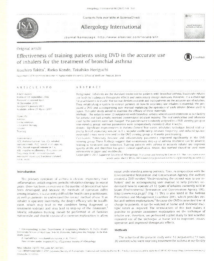

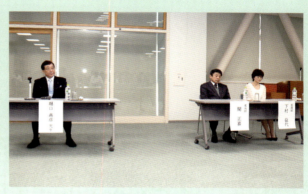

パネルディスカッションと Q&A

患者・医師・看護師・薬剤師の立場で

パネルディスカッションと Q&A

患者・医師・看護師・薬剤師の立場で

看護師の立場で
医療法人 瀧田医院 下村 益代

　外来診療では、医師が患者さんに合った吸入薬を処方して、デモ器を使って指導をしております。患者さんによってはDVDを渡しております。それらをサポートしております。

　訪問看護では、高齢の患者さんには独居であることや認知レベルの低下があることの問題があり、吸入薬の残量の目盛りや吸入薬が家に放置されていないかをチェックしております。

　有料老人ホームたきたやわらぎ邸では、吸入がきちんとできない患者さんには吸入の介助をしております。

　いずれの場合も、患者さんがどうしたら上手に吸入できるのか、そして治療効果が得られるのかを個々の身体機能、性格、生活環境などの状況を考えながら吸入管理の援助をしております。

薬剤師の立場で
関薬局 関 正喜氏

　患者さんに吸入はきちんと毎日確実にすることが最も大切ということを分かっていただく努力をしております。また患者さんには、「吸入は吐くことが大切である」ということを伝える努力をしております。

　なお患者さんは人間関係が未だ十分ではない時期には、「きちんと吸入できている」と本当のことを言わないことがあります。そのことが一番の悩みの種です。

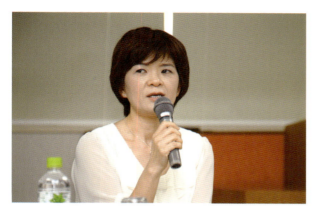

看護師 下村 益代

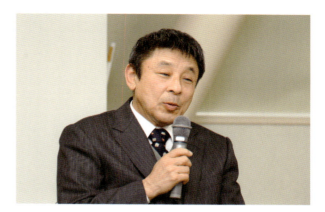

薬剤師 関 正喜 氏

開業医の立場で
近藤 りえ子氏 近藤内科医院（保衛大客員教授）

　保衛大坂文種報德會病院に足を突っ込みながら浜松市で開業しております。

　最近、高齢の患者さんが増えておりますが、高齢の患者さんの吸入管理にはいつも頭を痛めております。高齢の患者さんには受診時に吸入器を持参してもらい、目の前で吸入してもらって吸入の状況を確認しております。

　高齢になりますとDPIはきちんと吸えないのでpMDIに変える。pMDIを上手に吸えない場合はスペーサーを使用する。スペーサーを使用できない場合はマスクでというように指導しております。その際、現在、既成の吸入処方箋はありませんので、自分で作成した吸入処方箋を使って吸入状況の推移を見ております。

患者の立場で
磯村 豊子氏

　歳を取るにつれて上手に吸入器を使用することが難しくなってきている気がしております。

　上手に吸入できた時には「今日は元気よく頑張れる」という気持ちになれますし、安心して寝ることができます。「それぞれの患者さんで吸う力や吐く力が違うので、吸入を指導することは難しいことであろうな」ということを改めて感じております。

パネルディスカッションと Q&A

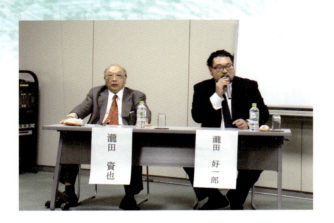

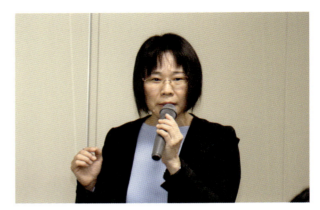

近藤りえ子氏 近藤内科医院 院長（保衛大客員教授）

Q　デバイスの形を統一できますか。（瀧田 資也）

A　製薬会社それぞれがオリジナリティーを持っているので難しいことです。さらに来年度に吸入薬のジェネリックが初めて登場します。しかし元の形と違うので、より混乱するかもしれません。

Q　小児喘息について。（瀧田 資也）

A　ハウスダスト、ほこり、ペット、スギの花粉などが抗原のアトピー性喘息が多いです。
　2歳位で発症して中学生から高校生には良くなるタイプが半数ありますが、中学生から高校生には良くなっても20歳を過ぎた頃から再発するタイプも半数あります。その機序は、まだよく分かっておりません。
　成人のアトピー性喘息の患者さんは重症化することは少なく、喫煙者や太った女性が重症化しております。
　治療は、やはり吸入薬が中心で、吸入は4歳位から可能です。子どもの場合、お母さんが付いているので、お母さんにしっかり指導をすることが大切です。

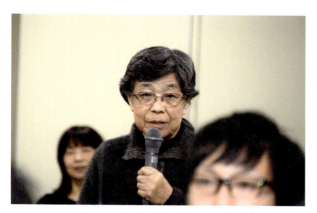

磯村 豊子氏（患者）

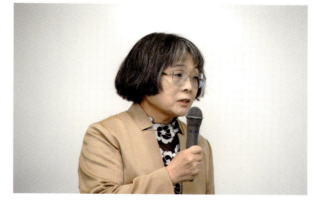

閉会の挨拶：瀧田 恭代

Q　きちんと通院しないことを防ぐ手立てはありますか。（瀧田 好一郎）

A　肺機能の検査成績を示したりして吸入がきちんと行えていることを褒めることです。

　なお外来では、齢を重ねて高齢になった患者さんの対応が問題となります。

　大学病院に入院してDPIでコントロールができて退院して開業医で診て行く場合、開業医では大学病院で処方されたDPIをそのまま投与することが多いので、患者さんが年配になってきますとDPIを吸えなくなってきます。しかし開業医は、大学病院で処方された吸入薬を変更することを大学病院に気兼ねすることもあってか、大学病院で処方されていた吸入薬をそのまま投与しておりますと、患者さんはきちんと吸入できないので、投与された吸入薬をそのまま家に放置しておくことがあります。そのことは、吸入薬は決して安価ではないので、医療費の高騰に繋がります。

　年配になって吸う力が弱まって来た場合、DPIをpMDIに変更しなければいけません。しかし、それを決めることはやさしいことではありません。

Q　今後の喘息治療の展望について。（瀧田 好一郎）

A　オバマ米大統領は2015（平成27）年1月の一般教書演説でPrecision Medicine（精密医療）、いわゆるオーダーメード医療という各人の病状に合った医療を掲げました。

　肺がんではステージ4の手術不能の患者さんにはDNAの遺伝子配列の乱れを調べて、つまり分子マーカーを調べて患者さんに沿った薬物療法を行いますと、以前は数か月の寿命であったのに、今は、3年から5年と生きられるようになって来ております。まさにPrecision Medicineです。

　一方、喘息の分子マーカーはまだ好酸球だけですので、Precision Medicineとしては好酸球の分子マーカーに基づいて製造されたゾレアとヌーカラの生物学的製剤が使用されております。現在、数種類の生物学的製剤が治験段階で、来年（2018年）ヌーカラと似た製剤が登場することになっております。現時点では、肺がんほどのPrecision Medicineは期待できませんので、喘息治療では、まだ後10年くらいは吸入薬治療が主体でありましょう。

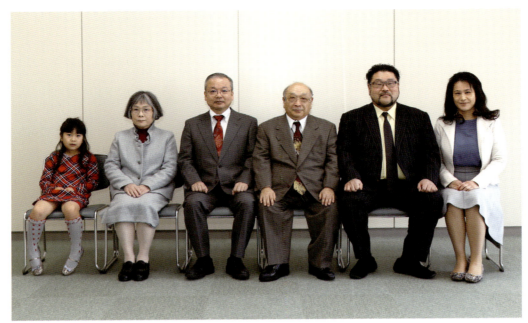

伊藤 浩明先生を囲んで（平成 30 年 3 月 18 日）

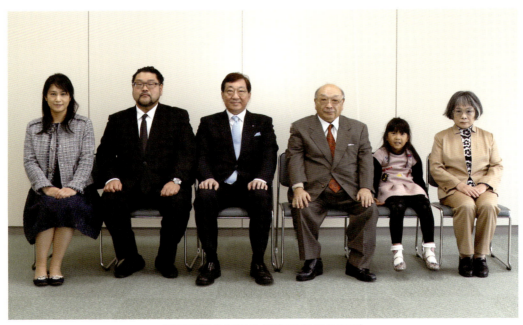

堀口 高彦先生を囲んで（平成 29 年 11 月 19 日）

この本を亡き父・祖父瀧田福三と母・祖母瀧田照子に捧げます。

Profiles ■ プロフィール

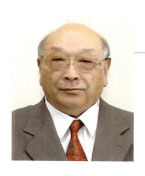

瀧田 資也
Motonari Takita

1968（昭和43）年 慶應義塾大学医学部卒業
名古屋大学医学部内科学第一講座所属
この間、国立名古屋病院（現国立病院機構名古屋医療センター）血液内科
同講座血液研究室（現病態内科学講座血液・腫瘍内科学）・同医学部附属病院血液内科
常滑市民病院内科

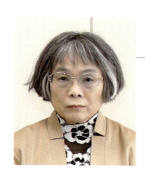

瀧田 恭代
Yasuyo Takita

1973（昭和48）年 信州大学医学部卒業
名古屋大学医学部小児科学（現小児科学／成長発達医学）講座所属
この間、同講座神経研究室（特にてんかん）・同医学部附属病院小児科
常滑市民病院小児科

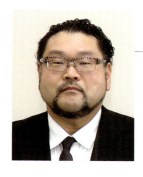

瀧田 好一郎
Koichiro Takita

2003（平成15）年 藤田保健衛生大学医学部医学科卒業
同医学部呼吸器内科学Ⅱ講座・同大学坂文種報德會病院呼吸器内科所属
同大学客員講師

■現在
医療法人瀧田医院理事長、理事として、瀧田医院（本院）、タキタデイプラザ（瀧田医院分院・タキタキッズプラザ・タキタシニアプラザ）、瀧田マッサージ・鍼灸治療院、有料老人ホームたきたやわらぎ邸を運営している。

ホームページ：takitaplaza.jp

あとがき

　この度の講演で「食物アレルギー」そして「気管支喘息」の治療を中心とした問題点を知ることができました。

　今回の講演録が糧となって、「食物アレルギー」そして「気管支喘息」の治療に明るい未来が開かれることを期待いたしております。

　改めて伊藤浩明先生そして堀口高彦先生にお礼を申し上げます。

医療法人瀧田医院　　瀧田 資也　瀧田 恭代　瀧田 好一郎

アレルギー疾患の一つ

食物アレルギー(小児)──── 特に、食べられるようにする治療を中心に
気管支喘息(成人)──── 特に、吸入療法を中心に

■ 講演者 ■

伊藤 浩明／堀口 高彦

■ 発行日 ■

2018年6月15日［初版第1刷］

■ 編　集 ■

瀧田 資也　瀧田 恭代　瀧田 好一郎

■ 発行者 ■

医療法人瀧田医院
〒479-0836 愛知県常滑市栄町1-112
Tel.0569-35-2041　Fax.0569-34-8600
Eメール：info@takitaplaza.jp　ホームページ：takitaplaza.jp

■ 発行所 ■

関東図書株式会社
〒336-0021 埼玉県さいたま市南区別所3-1-10
Tel.048-862-2901　Fax.048-862-2908
Eメール：info@kanto-t.jp　ホームページ：kanto-t.jp

■ AD ■

武士デザイン　藤巻 武士

Ⓒ2018 Printed in Japan
ISBN978-4-86536-038-7

● 乱丁本・落丁本はお取り替えいたします。
● 本書の全部または一部の複写・複製・転訳載および磁気または光媒体等への入力を禁じます。

本書は、アマゾンなどのネットブックストアからお求めいただけますが、下記でも対応いたします。
瀧田医院（本院）Tel.0569-35-2041 / Fax.0569-34-8600　　タキタデイプラザ Tel.0569-36-2111 / Fax.0569-36-2226
関東図書 Tel.048-862-2901 / Fax.048-862-2908